协和名医谈两性健康系列丛书

夫妻性生活内参

李宏军　编著

中国协和医科大学出版社

图书在版编目（CIP）数据

夫妻性生活内参／李宏军编著．—北京：中国协和医科大学出版社，2017.6
（2025.2重印）.

ISBN 978 - 7 - 5679 - 0834 - 5

Ⅰ.①夫…　Ⅱ.①李…　Ⅲ.①性知识 - 基本知识　Ⅳ.①R167

中国版本图书馆 CIP 数据核字（2017）第 128881 号

协和名医谈两性健康系列丛书

夫妻性生活内参

编　　著：李宏军
责任编辑：孙阳鹏

出版发行：**中国协和医科大学出版社**
　　　　　（北京东单三条九号　邮编 100730　电话 65260431）
网　　址：**www.pumcp.com**
经　　销：新华书店总店北京发行所
印　　刷：廊坊市佳艺印务有限公司

开　　本：710×1000　1/16 开
印　　张：13
字　　数：170 千字
版　　次：2017 年 6 月第 1 版
印　　次：2025 年 2 月第 9 次印刷
定　　价：38.00 元

ISBN 978 - 7 - 5679 - 0834 - 5

　　健康美好的婚姻归宿是夫妻相携白头偕老，然而一些夫妻没有如愿获得这个良好的婚姻结局，美好愿望被诸多不和谐的音符所中途夭折。究其原因，除了生活中的点滴影响外，不和谐的性生活占有相当大的比例。离婚案件中有1/3是由于婚外性行为或婚外情所致，并且有逐年上升的趋势，其中相当多的问题出在"性"上面。性生活在夫妻生活中占有非常重要的地位，而性生活中所面临的大量问题常常让夫妻应接不暇和难以做出合理的判断及选择，这种难以对外人言的尴尬甚至对自己的父母和医生都不好意思谈及，但却在不断地产生和发酵。

　　现代社会紧张激烈的生存环境，让即使是最成功的夫妻也倍感艰难，男女的性能力也因此而受到明显的冲击，家有"痿"君子和冷淡女的数量也在潜移默化地增加。如果我们能够强化婚内和谐美好的性生活，势必可以从根本上防止或杜绝了部分人对婚外性行为的"向往"和狂热，可以还你和你的家庭一个稳定和谐的生活。

　　男人的性健康状况不佳早已是不争的事实，对男人性能力的关注和性功能障碍的治疗恐怕要追溯到有史记载的阶段，近年来相关话题和治疗药物（万艾可、希爱力、艾力达）更是十分火暴，无论是新闻媒体，还是公众，都对男性的性功能现状及障碍给予了充分的展示和关注。不论在中国，还是在世界其他国家，由于传统、宗教和社会的原因，女性性功能障碍的研究和治疗远远落在了男性后面，人们都更关注男性的"性福"。

　　实际上，与男性性功能障碍相比，女性性功能障碍的情况更加严重，而女性的"性"福现状更堪忧。世界上有30%～50%的女性患有性功能障碍。美国NIH

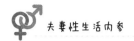

对女性健康和生活质量的评估结果表明,在1749例女性中43%遭受性功能障碍的困扰,50～74岁的美国女性中有970万人存在阴道润滑度减少及缺乏性高潮。目前,美国大约有4000万妇女存在性功能障碍,英国至少有一半妇女体验过持续一个月以上的性功能失调。在我国传统观念约束下,许多女性对夫妻生活一直处于被动甚至厌恶的心态,性冷淡在我国妇女中占相当大的比例。据有关部门统计,目前离婚案中,夫妻感情不和是许多家庭走向破裂的重要原因,所谓的"感情不和",说穿了多数是性生活不和谐。因此引发了社会对女性性功能障碍治疗的关注,众多制药商在设法研制"伟哥"类的女性用药。

由于女性性功能障碍的发病机制复杂,女性的性反应远不如男性的性反应那样容易观察,也难以做出客观定量分析,给诊断带来相当程度的困难;另一方面,在一些家庭性活动中,女性角色只是作为被动接受者,即便存在性功能障碍,但并不影响性行为的进行,而女性本身的痛苦难以为外人知晓;况且绝大多数的公众还难以接受女性的性功能障碍。因此,更加有必要强化该领域的科学研究与科普教育,而可供大众阅读的相关书刊并不多见,这也是我们出版这部科普读物的初衷,其中的内容也越发显得珍贵。笔者在工作中接收到大量的咨询电话和信件,其中涉及女性的也不少见,并将其咨询问题汇总,希望能够对饮食男女的美好生活有所裨益。

本着"我的健康我做主"的原则,向广大读者介绍夫妻性生活中难以启齿的困惑,并帮助他们给出最合理的答案和仿效、改进的有效办法,是编写本书的初衷。

李宏军

2017年3月

目 录

第一章 男人带来的性问题

第二章　女人带来的性问题

第三章 夫妻双方共有的性问题

第四章　女人在男人"性"与"不性"中的作用

第五章　安全性生活的保障：避孕

第一章
男人带来的性问题

男人的"性"感地带

虽然结婚多年，但是王先生和爱人的性生活却从来也没有让他们彼此心满意足过。在孩子到外地念大学后不久，他们便决定就性爱的感受问题向专家讨教。

见到专家后，王先生似乎有一肚子的怨言："婚后的头几年，妻子忙于生育和孩子的养育任务，性生活方面我也没有太勉强，多是应付了事，根本谈不上所谓的感受。现在孩子大了，我也40多岁了，性能力有所减退，看来追求性爱也是末班车了，但是我们彼此都不太懂得性技巧，也不知道该怎样做才能帮助对方，您能给我们讲一讲吗？"

♥ 性技巧莫过于刺激"性"感地带

性生活技巧和性感受的强弱，在很大程度上取决于对性敏感区的刺激情况，如何准确认识性敏感区，并采取恰当的刺激方法，影响着夫妻的性生活质量。由此看来，性技巧莫过于合理刺激"性"感地带来提高性感受。在性爱过程中，女性主动刺激男性的性敏感区域有助于增强男人的性反应。

理所当然，男人的阴茎是最直接和最强烈的性敏感地带，阴茎的冠状沟比较敏感，而最敏感地带多集中在阴茎头的系带上，也就是位于阴茎头下面的、连接阴茎头和包皮之间的一条索状结构，绝大多数的男人都难以抗拒对其直接刺激，而这个部位也常常作为医生治疗不射精症（认为是由于性刺激强度不够而使得男人不能射精）患者的首选刺激部位。阴茎的体部集中了多数性感应器，对摩擦和挤压十分敏感，摩擦的快感来自上下地搓揉，而挤压的快感则是由于阴茎被握住，而且受到不断的紧握压迫及舒解，可以带给男人强烈的兴奋感。阴囊皮肤和睾丸也是男人的"性"感地带，轻轻托起阴囊，使睾丸靠近阴茎，可以使男人更

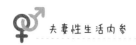

加兴奋，加快性欲准备时间。尝试抚摸位于阴囊与肛门之间的会阴，当你轻轻地触摸这个"敏感地带"时，绝大多数男人都会很敏感并觉得非常舒服。

王先生随后提出了他的新疑问："你所提到的性敏感区，我爱人也曾经帮助刺激过，但是效果不大，有时手法过重还让我产生疼痛感觉，甚至难以忍受，这是为什么？男人是否在生殖器以外还有更加敏感的区域呢？"

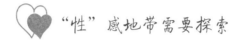"性"感地带需要探索

以男人的"性"感地带而言，虽然大都集中在性器官上，但其实从头到脚的每一个部位都应该算做性的敏感地带，男人的耳朵、口唇、腮部、舌、颈部、胸前、乳头、腋下、手指头、肚脐附近、大腿内侧、小腿、腿毛、脚心、脚指头、肛门及周围等都可能成为性敏感区，只不过对于具体的某个男人来说，性敏感区毕竟都有些不同，感觉的强烈程度也会因人而异，这就需要不断地探索，从经验中体会，进而了解男人的"敏感"地带。例如，有些男人的乳头相当敏感，吮吸或者轻舔乳头效果非常强烈，即使是用手轻轻抚摩拉扯，也都有很好的调动情绪作用，而且男人一般都会欣赏自己的女人轻轻地抚摩自己的胸口的，会让男人飘飘欲仙。男人的嘴也是主要的性欲引发区，从嘴和唇接受的信息输入作为唤醒信号，也是次要的性欲引发区。

刺激性敏感区的手法应顺势而为，开始时不要太强烈刺激，以免让男人产生排斥或者畏惧感，应该由轻缓逐渐加强，让男人慢慢适应，切忌一上来就使用蛮力，粗暴手法更应该禁绝；刺激时间不要太长，必要时可使用润滑剂助性，以免生殖器官皮肤发生破损，否则男人感觉到的将不是快感，而是痛感和痛苦，男人一痛之下，什么欲望都没了。

女人体内有一个"G"点，刺激 G 点可以让女人产生强烈的性兴奋，至于男人的体内是否也存在这样的 G 点呢？如果能够找到这个位点，将让男人在性生活中获得更大的身心愉悦。不妨让你的爱人尝试着在你的身体上探索这些可能存在的"G"点，让你的性感受锦上添花。

一直沉默不语的王太太对谈话产生了极大的兴趣，主动询问专家："我该如何发现丈夫的性敏感区呢？"

主动探寻你和你的伴侣特别敏感的部位将是一件很有趣也很令人兴奋的事情。世界上的男人形形色色，但男人身体上表现频度较高的"性"兴奋点，不外乎有 10 个：①耳朵；②口唇；③腋下；④手；⑤乳头；⑥肚脐；⑦阴茎及其周围地带；⑧臀部；⑨大腿内侧根部；⑩脚。所以，男人也应该有他的 G 点，作为妻子，你只要围绕着这 10 个部位多加探讨和多摸索，就不难找出你的另一半的敏感地带和比较敏感地带。

 ## "性"感地带会随着年龄变化

值得注意的是，男人的性敏感区随着年龄增大和体质下降会有明显不同。体弱者及中老年男性的体力和性欲会随着年龄的增大而逐步衰减，神经系统的反射性和皮肤对刺激的感受性也会出现不同程度的衰退，达到性兴奋所需要的感觉刺激的阈值也相继会升高。此时，若直奔主题，直接刺激生殖器区域，性兴奋来得快，却不会很强烈，也难以持久。为了尽量强化性感受，性爱中往往需要女性从生殖器以外的其他部位开始刺激，然后再逐步向生殖器集中，最后投入性生活。

 ## "性"感地带可以培养

在一定的生理基础上，性敏感区是后天形成的，是经过多次体验的最后结果。无论男人还是女人，性的敏感区都是可以培养出来的。人体存在多种潜能，经常抚摸一个部位会增强它的敏感度。比如男人的胸部和耳朵，在性生活中经常被抚摸，它们对性刺激的感受就可能从弱到强，最后变成新的性敏感区。性敏感区还会逐渐从中心向周边扩展，慢慢遍布于全身，它们也会越来越留恋细腻的爱抚。人类的皮肤对性反应都很灵敏，每块皮肤都有可能成为性敏感区，都有待性

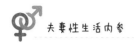
伴侣的探索和开发。

 关注男人的"性"感地带是女人的权利和义务

对于女人来说，男人似乎天生面对异性就会充满欲望，似乎任何一点身体接触都可以让他待势而发，但实际情况并非如此。女人会因床上的表现不佳而抱怨男人不爱自己或变心了，却不愿意或认为自己不必去为男人做些什么，不会主动地重新激发起他的欲望，而这对于那些相处时间较长（新鲜感消失）、年纪比较大、性能力有所下降的男人来说是十分有害的。

不论敏感区如何变化，只要你掌握自己男人的关键那一两处，能够手法灵活地施行各种刺激，且善于发现和总结，夫妻感受将会更美好和独特。随着年龄的不断增大，男人将会越来越留恋来自女性的细腻爱抚。当女人去尽力满足自己男人的时候，男人产生的快乐自然反过来会感染女人。你快乐，所以我才快乐。相爱不要太拘泥，展开你的全部去满足对方，自己才会赢得最大的满足，快乐的性福生活需要一起努力！让你的男人为了你的探索而感动，为了你带给他的欢娱而动情，你最终将牢牢地"控制"住你男人的精神和肉体，让他永远心甘情愿地为你"服务"！

2. 过度自慰如何戒除

自慰是一种自己来解决性胀满、宣泄性能量的手段，主要集中在采用各种方式对性器官的直接或间接刺激，最终达到高潮（射精）的过程，主要包括手淫，或者采用器械助"性"。自慰是青少年中较为普遍的性行为方式，约2/3以上的男性青少年有过这种体验。一般来说，发育成熟的青壮年男性，在未婚、离异、丧偶、夫妻分居、配偶患病、躯体残疾等不能进行性交的情况下，每周有1～3次自慰行为均是正常的，适度的自慰不会对身体造成任何伤害，还有利于男人焕发出更大的精力和工作热情。由于存在明显的个体差异，正常频度的自慰与过度自慰之间并无绝对明确的界限，但如果沉溺于自慰行为之中而欲罢不能，就如同性生活过度一样是会影响身心健康的。过度自慰会产生明显的疲乏感觉，加之影响到休息和睡眠，极容易带来一系列神经系统症状，如失眠、头晕、耳鸣、心悸、记忆力减退、焦虑、恐惧、罪恶感和意志消沉等；过度自慰可以使阴茎疲劳，阴茎的神经反射敏感度降低，导致勃起功能障碍和早泄等多种性功能障碍；过度自慰还容易造成会阴和盆腔的组织器官过度、频繁充血而诱发前列腺炎、精囊炎和尿道炎等。实际上，过度自慰的危害多是由于对自慰的错误认识所造成的内心冲突的结果。

自慰本身无害，一定要顺其自然，不要有心理压力，以免事后产生内疚、自责等情绪。过度自慰者最好逐步地将自慰频度减少到适度范围，制定严格的作息计划，在日常生活中合理地安排好工作、休息和睡眠，多参加体育锻炼和公益活动，避免接触带有性刺激的读物和音像制品，均有助于控制自慰频度。

3. 放飞性欲望，想说爱你不容易

俗话道"饱暖思淫欲"。现在的人们温饱早已经不再是问题了，追求高品质生活的人越来越多，性满足和提高性欲望成了许多人追逐的新目标，尤其是对于那些少数先富者来说更是如此，及时享乐成了他们生活中的重要内容，并由此而使得男人纵欲过度成为必须关注的话题。

怎样的生活可称得上是纵欲

频度及强度合适的性生活会给你的生活带来巨大的愉悦，并焕发出你最大的

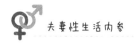

工作热情和最佳的工作效率；而过于激烈、频繁的性生活，俗称"纵欲"，可能会带给你许多不便，甚至伤害。判断你的性生活是否属于纵欲过度，或者是在一个合适的频度，可以根据自己在进行性生活后的表现来推断。适当的性生活后一般会焕发男人的体能和精力，而不应该出现明显的疲劳、精神萎靡、腰膝酸软和全身乏力，尤其是不应该影响到正常的工作和学习；如果在性生活后频繁出现无精打采、头晕腰酸、心悸气短或食欲缺乏等，则说明性生活过度，就应当有所节制，适当延长性生活的间隔时间，并尽量避免激烈性生活。

 ## 纵欲对男性身心会带来怎样的伤害

纵欲已经成为一个社会公害，严重威胁着男性的身心健康，对男性生殖健康具有明显的不良影响，过强、过频的性刺激，让男人频频败"性"。

（1）痴迷于黄色影碟几乎绝后：设想一下，边看黄色影碟边自慰的男人将会有多么"爽"的心情！一种新的性活动方式，一个没有拥抱而已（不需要性伙伴配合）的自慰经历，将会带给男人强烈的新鲜感。实际上，许多男性可能都曾经有过类似的情形，激情感受过后带来的却并不全部是快乐。黄色影碟在给男人带来身心愉悦的同时，又频繁与男性生殖健康发生矛盾和冲突。

回想起当初独自欣赏黄碟的经历，浩经理脸上显现出复杂的表情，一丝陶醉却被无形的痛苦所掩盖。每次在一边欣赏黄碟一边"自行解决"时，浩经理都会努力地忍住自己射精的强烈冲动，以便于让性感受来得更持久且更加强烈。逐渐地，在自慰过程中不射精的次数越来越多。到后来，几乎很难射精，甚至干脆就不能射精了。婚前还没有感觉到有任何不妥，直到婚后妻子迟迟不能怀孕，才猛然认识到问题的严重性，但悔之晚矣。

痴迷于黄碟而深陷自慰当中的男人，除了追求强烈性感受而忍精不射外，部分男性的错误性观念作祟，因"精液珍贵论"而担心纵欲对身体的不良影响，也是让他们选择忍精不射的常见理由，最终都将给男性生殖健康带来了难以想象的危害。看黄色影碟对人的感官刺激是很强烈的，长期沉迷会使男性在生理、心理及体力上都难以承受，中枢神经系统功能紊乱，脊髓射精中枢受到抑制，性交时性刺激难以达到射精反射所需的阈值，身体对性刺激的感觉能力也有所降低。普通的夫妻性爱很难达到黄碟给男人带来的强烈感官刺激，因此无法达到高潮阈值，导致不射精的发生。

通过纠正错误的性观念及有效的性治疗来消除神经中枢对射精反射的抑制，配合局部的按摩刺激，绝大多数因纵欲而不射精的患者可恢复正常。对短期内无法治愈而又急于生育者，可通过手淫或电按摩取精，做人工授精解决生育问题，并有助于后续的射精能力康复。

（2）盲目模拟高难技巧带来身体伤害：挑战极限、寻求刺激是现代青年人的特点。在受到强烈的身体和（或）视觉刺激后，寻求同步生理感受的渴望并不奇怪，刻意追求别人的高频度性交及模仿别人的高难度性爱姿势和技巧也就不难理解了，但高频度和高难度的激烈性爱对男人是具有明显危害性的，可能损伤肢体和脊柱，引起生殖器官的损伤和其他许多不愉快的事件，是男性阴茎头和包皮损伤的元凶，甚至可以让男人的阴茎折断，激烈性爱还可以诱发阴茎异常勃起。这方面的例证不胜枚举，让本来十分快乐的性交过程变得异常痛苦和尴尬。

（3）极致激情让栋梁之材没了"性"趣：许多未婚男性也容易沉迷其中难以自拔，过度自慰纵欲或过度性交，其中的高学历者居多。

由于经济条件、生活环境及生活方式的特点，大学男生与手淫及黄色网站的关系可谓深厚，他们获得黄色制品的渠道太多也太容易，某些男生宿舍甚至有校园黄色制品集中营的"美誉"，而且这种现象有越来越泛滥的趋势。一些大学男生往往对黄色制品几乎是来之不拒的，甚至会主动上网去下载、传播，成为校园的另一个黄源。试问，有几个大学生在大学期间没看过黄色内容影碟！

刚开始时，大家都是好奇而已，有些人会觉得追求过极致性欲才是真正的男人，也没有什么特别的感受，只要不是太过分就不会影响到学习和生活。渐渐地，一些人沉迷了进去，不断地幻想里面的某些情境，不断地感受更加强烈的感官刺激。久而久之，对活生生的伴侣感觉越来越淡漠。终至发生性欲和勃起障碍。

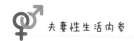

（4）不良刺激让男人出轨：值得注意的是，别样的感受却并不一定是最美好和最愉快的感受。这不仅表现在对男性生殖健康的不利影响，个别男性还因此而走向犯罪的道路，盲目追求纵欲相关的犯罪案件频发，案例不胜枚举。如个别单身男子闲来无事，经常靠追求新鲜刺激和纵欲来打发时间，渐渐出现心理问题，偷窥女厕所或女性更衣间寻找刺激；未成年人强奸、轮奸案时有发生，青春性意识萌动与纵欲中的一些不健康的情节感染而容易诱发青少年性犯罪。在各种不健康的环境诱惑因素中，纵欲位居榜首。生活在现实社会大染缸中，人们很容易接触到各种滋生犯罪意念的环境，部分心理上尚不成熟的男人容易受到不健康事物的诱惑，进而出现越轨行为。

（5）滥用"伟哥"带来的不全是美好欲望：值得一提的是，许多性功能非常健康的男人，由于对"伟哥"（PED5抑制剂，包括西地那非、伐地那非和他达拉非）的好奇和向往，也愿意有意无意地偷偷服用伟哥，而一些朋友的"善意"赠送也往往让他们难以拒绝，使得健康人服用伟哥的现象也非常普遍。实际上，对于性能力正常的男人，伟哥并不会使得本来已经正常的性功能变得更强，甚至还可能带来一定的副作用，甚至是伤害，如面色潮红、鼻塞、头痛、肌肉酸痛等，实在是得不偿失、多此一举，不值得效仿，而应该加以杜绝。

 ## 当纵欲已伤身时，如何调整

个别男人容易放纵自己，沉湎于激烈、频繁的性生活中不能自拔。有些男人将性交能力和次数看作是显示男人力量和尊严的象征；也有的男人只是为了单方面地迎合和全力满足妻子的性要求。偶尔感受一下别样激情本无可厚非，但过分沉溺其中，则可能遗患无穷。为了体验短暂、强烈的身体与感官上的性刺激而失去终生的"性"福是得不偿失的。

首先，那些喜欢纵欲的男人要转变错误观念。纵欲的男人极其容易过分强化自己的性意识，企图在最短的时间内再度勃起，用意志的力量支撑疲惫不堪的身体进行性生活，无疑对身心健康有很大的危害，是不值得提倡的。盲目地推崇性生活的高强度和高数量的结果是给男人自己无形中加重心理负担，一旦年龄较大，或偶然遇到特殊情况而不能保持他所认为的高频率性交，就会怀疑自己患了各种各样性功能障碍，并因此顾虑"对不起妻子，甚至会对自己的整个人格和人生目标产生怀疑或失望。男人的性生活实践也并非"多多益善"，多数的丈夫在亲身的性生活体验中，渐渐地发现自己的性需求实际上悄悄地变化了，从需要大数量转为寻求高质量，希望获得更深切的情感交流和体验。

其次，要体验真实自然的性爱感受。不要沉湎于那些虚幻且不切实际的性爱感受。那些频繁纵欲的男人要尽早悬崖勒马，最好主动体会到自己需要"歇会儿"了。历史上的有些皇帝纵欲过度，最后反而招致阳痿、早泄，甚至早年就一命呜呼，再也玩不转了，这其中的道理不言自明。男人要根据自己的情况，脚踏实地，把真情留给真爱，在与心爱的恋人交往中共同体验真实自然的性爱感受，才是幸福人生的真谛。

实际上，提高性生活质量的方法绝对不仅仅依靠纵欲这一个途径，恩爱夫妻完全可以通过相互体贴和尊重、密切配合、消除不良心理因素等，在轻松的氛围中完成性交，都有助于提高性生活质量，放飞性欲望。

4. 洞房花烛夜，男人也"落红"

你知道吗，洞房"落红"不完全是女人的专利。新婚的林先生在和妻子第一次做爱的时候，阴茎就流血了，最初还以为是来自于妻子的，弄明白是自己阴茎出的血，让林先生大吃一惊。这是怎么回事呢？

处女膜是进入女性私处（阴道）的门户，在受到外力的碰撞后容易出血，也就成了传统婚姻中的洞房"落红"。与女性处女膜相对应的是男人的包皮，它作为男人小宝贝（阴茎）的保护性外衣，忠诚地执行着守卫任务。你知道吗：个别的处男在新婚的洞房之夜也会"落红"呢！而男人"落红"的主要原因就来自于包皮。

男人的第一次性交出现阴茎流血的情况尽管少见，但也时有发生，主要是由于包皮口狭窄或系带过短所致，而诱发因素是过于剧烈的性交，在剧烈外力作用下，狭窄的包皮口或过短的系带可以撕裂而诱发出血和局部疼痛。如果合并有包皮阴茎头炎症和粘连的情况，男人也容易遭遇同样的尴尬。此外，由于新婚夫妻之间的配合默契程度多数不佳，加之女性也可能是初次性交，对性生活的紧张、恐惧和缺乏性经验，可以让男女双方起润滑作用的分泌液明显减少，还可以引起女性阴道痉挛。设想一下完全勃起的阴茎在干涩的阴道内摩擦的感觉肯定不会好受。因此，激情作用下的尽"性"行为，偶尔诱发阴茎出血也在所难免。

初次品尝人生的"美事"而遭遇阴茎出血，对于新郎来说可谓是惊心动魄。为了尽量避免这种败"性"局面的出现，提倡婚前检查，早期发现男人包皮上的问题，给以科学处理才是有益的。毕竟小夫妻来日方长，新婚之夜应尽量控制激情，让双方都放松紧张情绪，尤其是女性，可以减轻阴道的痉挛。增加性交前的"前戏"，可以增加助"性"的润滑液分泌。必要时还可以依靠润滑液来给初次性交帮忙。

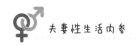 5. 性交"落红"，男人别紧张

王先生来信咨询："我今年50岁。最近发现射出的精液不是白色，而是黑红色，有点像鱼食。我的身体健康，目前没有发现有什么病，也无不适的感觉。请问这是怎么回事？"从王先生的来信分析，应该是发生了血精现象。虽然血量很小，但很容易吓倒男人，必须给予认真对待。实际上，青春期前的男性一般不会

发生血精现象，成年后不同年龄段的男人都可能出现血精，其发生原因不尽相同，处理方法和对人体危险也千差万别。

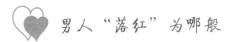 男人"落红"为哪般

男人的精液主要来自于睾丸、附睾、精囊和前列腺分泌液，还包括极少量的尿道内液体，这些部位的出血均可以成为血精的来源，而精囊液构成了精液的主体部分，也是血精的主要来源。

精囊生长在膀胱的后面，左右各一个，并开口于前列腺部尿道，在射精的时候将精囊液排放出来，构成精液的主要部分。精囊壁上分布着许多毛细血管，加之精囊的囊壁比较薄弱，特别容易受到环境中的各种影响而出现毛细血管破裂，血液渗出而形成血精。精囊的炎症成为血精的主要原因，造成血精的疾病还包括生殖器官的结石、囊肿、肿瘤等。

值得注意的是，确实有许多男人出现的血精并不一定预示着疾病，也就是医学上所说的"功能性血精"，这是因为在性高潮时，男人的性器官强烈充血，并在射精的刹那间产生强烈的有规律的收缩。所谓的"功能性血精"可能与性器官的强烈收缩并造成局部黏膜组织内的微小血管破裂有关。

产生"功能性血精"的主要原因包括：①精囊在性生活射精过程中的内压剧烈变化，而精囊液在短时间内的快速排空也加剧了精囊内压的改变，因而容易引起精囊壁上的毛细血管通透性的改变而导致出血；②某些具有过敏体质的男人，尽管精囊可以没有任何疾病，但精液内的一些特殊的酶类物质的活性增加，容易损伤精囊壁上的毛细血管，并使渗出血液的凝固性降低，故造成血精，但是这并不会对身体健康带来任何不利影响。

结石、囊肿、肿瘤等血精的器质性病因当然需要到医院去接受医生的检查。值得注意的是，即使高度怀疑是"功能性血精"，也需要进行必要的检查，以排除器质性因素。

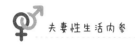

 ## 男人"落红"要区别对待

即或出现血精，也不必惊慌，精液内的那么一点点血液对于人体来说简直是微不足道的，关键是要查找病因。要知道，女人每个月的行经期流出的血液要比这点血液多得多，也没见到女人都"病"倒了。血精内的血液实际上是很少的，简单的实验验证方法是，取一杯水，只要滴入一滴红钢笔水，水的颜色就会变成粉红色，看起来像是血液一样。从前述原因不难看出，血精的病情轻重主要看年龄，不同年龄段的男人，可能有着不同的血精原因和预后。

青壮年男性的血精病因多偏向于功能性血精或精囊的炎症性疾病，大可不必惊慌失措。尤其是新婚男人，由于特别容易沉迷于性交，频繁性交和剧烈性交很普遍，容易诱发"功能性血精"，甚至包皮、阴茎头的损伤出血也可与精液混合在一起而表现为血精。

可以通过适当的调整而获得康复，如血精期间停止性生活，避免性兴奋，以免加重性器官的充血；适当应用一些药物也有一定的效果，如抗生素、卡巴克络、酚磺乙胺、维生素C、阿胶、氯雷他定、苯海拉明等。即使个别患者不能完全康复，对健康也无大碍。

而50岁以上的中老年男性，一旦出现血精则应该重点筛查器质性病因，尤其是局部的肿瘤，主要包括精囊和前列腺的肿瘤、巨大的前列腺增生、结石、囊肿等，并积极采取相应的治疗措施。血精者如果不伴有全身其他部位或局部的临床症状者，与血精相关的全面检查也没有发现任何疾病存在的证据者，可以不必太紧张；多次出现血精，但是每次的持续时间很短暂，一般在数日内，并且全身情况依旧良好者，也可以不必紧张。

此外，血精的特点也有助于判断出血的来源、性质和病情轻重。例如精液前部分带血，可能是来自于包皮、阴茎头和尿道的损伤性疾病；精液后部分带血，可能是来自于精囊和膀胱出口部位的疾病；全程血精则多提示出血来自于精囊和前列腺。精液内带有血丝，表明出血量很少，多为细小血管的损伤；全部都是血精，则提示出血量较大。鲜红的血精，提示有活动性出血；咖啡样、黑红色或暗红色血精或血块，提示陈旧性出血。

 ## 男人"落红"有诱因、可预防

由于多数的血精患者往往在第一次出现血精时有明显的诱发因素，所以可以通过有效的办法来预防血精的再次发生。这些预防方法还可以作为辅助手段来配合血精的治疗。

（1）保持规律排精：长久没有性生活者，容易在重新进行性生活时出现血精，这明显与精囊内压的剧烈变化有关，只要性生活频度恢复一段时间后，血精多会销声匿迹；性生活过于频繁者造成的血精，可以节制一下性生活频度，并尽量避免过于粗暴的性生活。总之，一切做法的目的是让精囊等生殖器官进入有规律的排精"习惯"。

（2）回避不利的性交时机：由于血精多发生在不利的性交时机，例如酗酒后、过度疲劳虚弱、局部受寒等情况下，此时进行性交，容易发生血精，而回避这些不利的情况则有助于预防血精的发生。

（3）筛查原发疾病：由于血精可能与中老年男性的生殖系统结石、肿瘤等器质性疾病有关，定期进行健康体检，早期发现并有效处理原发疾病，也可以起到防患未然的预防血精发生作用。

6. "快枪手"成为他不堪回首的"第一次"经历

绝大多数夫妻都十分看重新婚之夜的第一次性生活，这也是双方都渴望和期待已久的事情，如果不能有一个圆满的结果，很可能会影响到以后的性生活和谐，进而影响夫妻感情。小张的"第一次"经历就如同噩梦一样纠缠了他好多年

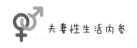

而不堪回首。

新婚的小张怀着对性的美丽憧憬，渴望着在那个瞬间成为真正的男人，洞房花烛之夜向最神秘的领域发起了进攻，但由于准备结婚而过度操持劳累、休息不足、过于紧张和仓促行事，加之缺乏性经验，让小张坚硬的阴茎还没有进入妻子的体内就射精了，夫妻二人均感觉十分败"性"，小张尤其觉得在妻子面前抬不起头来，婚后一段时间的性生活也一直在"第一次"的不愉快阴影下笼罩。

初次性爱固然是新鲜的，但并不一定是最甜美的。实际上，新婚第一次性生活圆满完成固然很好，但由于有许多的"不利"因素，如缺乏性知识、过于疲乏、彼此身体条件不太熟悉、紧张、害羞和恐惧等，性生活过得不好的夫妻还很多，也不能说是不正常的，真正能够挥洒自如地度过那一夜的男人并不多见。但"第一次"性生活所遭遇的尴尬，却往往给"当事人"的心理和夫妻感情投下了一层厚重的阴影，甚至可以让他们中的部分人分道扬镳，这实在是有些小题大做了。

初次性交，男方可能由于缺乏性知识或过分激动，出现过早射精而影响情趣。对于这种情况应该给予理解，这不同于早泄，它完全可以随着婚后性知识增长和性经验积累，双方默契配合，会很快恢复正常。毕竟，性生活是一种学习的过程，性经验和性技巧是可以积累的，唯有充分的沟通，了解对方所需，并相互体谅，才能不断地成长和渐渐圆满。当然，为了能够迎接自己新生活的开始，男人还是要进行一些必要准备的，如保持身体健康状态、必要的性知识等，常用的办法包括带避孕套、抽动得慢一点、多次排精、调整性交体位等，这样就可以让新婚第一次的性和谐的把握明显增大，让自己更加能够充裕地控制局面，至少可以在新婚妻子面前不至于显得那样的惊慌失措和幼稚可笑。

遭遇困难的丈夫，最需要的就是妻子的积极配合和充分理解，尤其是在新婚初期对方心理情况不明的情况下，就显得更加重要。妻子要显得大度和宽容一点，要了解新郎的紧张、焦虑和不安心理，用理智控制自己的失望情绪，并用温柔体贴的行动化解丈夫内心的困惑。"第一次"射精过快的男人往往性经验不足，也有让妻子宽心之处，毕竟初次性生活就显得过度"稳重和经验老到"的男人，也容易让妻子"不放心"。

7. 假象"早泄"别担忧

早泄对于男人来说无疑是悬在头上的一把刀，让男人忍无可忍、痛不欲生。射精速度过快，使本来就不容易激发高潮的妻子难以情绪高涨，也使男人感到无比的沮丧，并可能丧失了对性交的"性"趣，给男女性和谐的美满程度带来严重负面影响，潜伏着巨大的夫妻情感危机。但是，这其中到底有多少男人是真正的早泄，没人仔细追究。而实际上，有许多假象"早泄"，让他们蒙受了不白之冤。困惑之余必然带来许多的抑郁和焦虑情绪，造成了巨大的烦恼和伤害。

偶尔的"失控"，不足为怪

在男科临床应诊中，多数"早泄"患者往往不是真正意义上的早泄，只是偶尔的射精过快，而诊断早泄的一个基本前提是：夫妻必须是经过相当长一段时间（3~6个月，或更久）的共同生活后，持续存在的射精过快和难以自主控制现象者才最后可以认定是早泄。所以，偶尔失控者，不必太在意，给自己一个充裕的时间来调整，别给自己过早"定性"。

能"连续作战"者，别以初次论英雄

许多男人，尤其是青壮年男人，往往可以在一天内连续多次进行性交。但是其中部分男人由于首次性交射精过快而让自己及性伙伴"败性"，并再也没

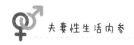

有兴致继续下去，或者不知道还可以继续下去，从而认定自己患有早泄，确实冤枉。

实际上，作为男人都应该有的经验是，连续射精会让后续的射精变得越来越困难，自然性交维持时间将越来越长。能够"连续作战"者是性能力强盛的表现，是青壮年男性的特点，不必为第一次过快而盲目地自怨自艾。

 ## 久别重逢，"不快"才怪

虽然说"久别胜新婚"，但是久别后的激情膨胀和精液饱满也是让男人"快速"败阵的元凶，这也在情理之中。毕竟这些男子在经过适当的调整和后续规律性生活后，射精过快和难以控制的局面将彻底改观。所以，不能将其打入到早泄的冷宫里。同理，那些性生活频度比较少的男人，例如有的男人因为担心性生活过于频繁会影响身体健康而严格限制性交次数，这样的男人往往在性交过程中难以有较长的性交时间，往往一触即发；长期禁欲后的解欲者，也可以出现功能性的偶发性射精过快。都不能认定自己有早泄。

 ## 不在状态下的性活动，也会"快"

许多不利条件下的性活动，表现自然不佳，发生早泄也很自然。例如过度劳累和身体的过度虚弱、房事过度、工作负担和精神压力过于沉重、繁重的体力劳动后、疾病刚刚恢复后不久的虚弱状态等，都容易诱发早泄以及其他的性功能障碍。

性生活的时机与环境不佳也会让男人败"性"。在一个不恰当的时间和不利的地点，选择一个不合适的性伙伴进行性生活，常常会因为担心被别人发现、恶劣环境等影响到心情，而容易出现兴奋、刺激、焦虑、不安、恐惧等情绪，让男人出现各种性问题，而早泄是其中比较突出的问题，此时的男人往往难以自我控制而导致快速射精。

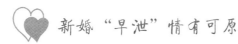

新婚"早泄"情有可原

新婚"早泄"发生的频度是比较高的。由于新婚夫妻缺乏性知识、性生活中不善于把握对方的心理和生理特点、性经验不足、彼此配合缺乏默契等均容易造成"洞房"里的不愉快，并因此而让许多小夫妻败了"性"，让男人在娇妻面前难以抬起头，自然就"底气"不那么足了。

新婚小夫妻，刚刚获得"合法"性生活的"许可"，难以控制自己的激情，沉湎于性生活所带来的甘美，这是合情合理的，但随之也会带来一些问题，如对射精缺乏控制感。新婚后的一段时间内难以控制自己的射精过程，是在情理之中的，多数新婚丈夫会遭遇到这种情形。尽管极个别人可能存在影响射精控制的器质性疾病，但绝大多数是由于性经验不足所致，只要在性生活过程中经过适当时间的摸索，几乎都可以恢复完美和谐的性生活。夫妻双方积极主动参与探索的，可以明显缩短这个过程。

月老错点鸳鸯谱

值得提出的是，一些来到男科门诊以早泄问题就诊的患者，不乏一些性交持续时间较长的患者，一些能够坚持10～30分钟，甚至更长性交时间才射精的男人也认为自己是早泄。那么，问题究竟出在哪里呢？有一个很好地名词可以诠释这种现象，即"错配"。

原来，每个男女性的性能力是不同的，男女间真正能够做到性生活完全和谐的很少，以性能力为标准的错配婚姻比比皆是，这就会出现两种情况：①有些女性可能需要很长的性交时间才能达到高潮，遭遇到女性性功能障碍（性冷淡等）的男人就更加倒霉，此时尽管男性的基本性能力比较正常，仍然难以坚持达到满

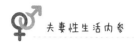

足对方的性交时间，很容易被错误地归类为早泄；②另外一些女性可能很容易达到高潮，或者对男人的性能力要求不那么高，尽管男性的性交持续时间一般，或有些短，也没有任何争议，甚至男人坚持性交时间较长还让女人不堪忍受，并经常被女人形容为超强男人，或性欲亢进。所以，前者的"早泄"男人就纯属是被冤枉的，是性能力不匹配的结果，不必为此担心和焦虑，更不要硬给自己冠以"早泄"的不雅称谓。这样的夫妻经过一段时间的彼此适应和磨合，多可达到性和谐。

8. 为什么性交后有尿意却排尿困难

一位成年男子，发现自己在与妻子性交完毕后，有时马上有尿意，迫不及待要排尿，有时又排尿困难，有尿排不出，憋得难受。他担心自己的身体有什么毛病。这到底是怎么回事呢？

原来男子在性兴奋时，盆腔会大量充血，盆腔内的前列腺当然也不例外，再加之膀胱括约肌呈高度紧张状态，可以将后尿道几乎完全关闭，所以在勃起状态下，男子一般不会有排尿感觉。一直等到高潮过后，阴茎的充血状态迅速消除而基本疲软，膀胱出口括约肌的张力才会解除。由于在性兴奋期间的膀胱括约肌过度紧张而容易产生疲劳感，张力消失后的膀胱出口自然放松了对尿液排放的"绝对控制权"，出现尿意是理所当然的。此外，男性的精液与尿液均经过同一条管道（尿道/精道）排出，性交后流经尿道的精液对尿道的刺激作用，可以引起膀胱逼尿肌的反射性收缩，产生尿意。因此，性交后有尿意的现象在成年男性中往往比较明显且常见。性交后立即排尿具有重要意义，它可以将残留在男性尿道里的精液以及女性阴道内的分泌物随着尿液排出，起到冲洗尿道的作用，可以防止尿道发生炎症反应。

但是，高潮过后的前列腺充血状态却不像阴茎那么容易缓解，从性交结束后到前列腺完全恢复到"战前"状态往往需要相当长的时间，而性交刚结束的短暂时间内的前列腺充血状态仍然非常高，仍然可以将膀胱出口严密地控制，尽管膀胱出口已经可以"默许"尿液的通过，但是没有得到前列腺的"允许"，尿液仍然难以畅通无阻，前列腺就像膀胱的"忠诚卫士"一样，紧紧地守卫着膀胱的出口，此时的排尿不痛快，甚至短时间内排不出尿液自然在情理之中，这一幕在部分男性中不断地上演。

事实上，性交后有尿意却排尿困难并非单单眷顾男性，女性往往也有类似经历，对于女性来说，性交时尿道口更容易受到直接压迫或间接刺激，当然更容易在性交后出现尿意和排尿困难，其发生机制也基本相似，所不同的是尽管女性并没有前列腺这样男人所独有的专利产品，但女性在膀胱出口也不乏多种保护膀胱出口的多样脏器和组织结构。

性交后所发生的排尿困难，多表现为性交后1～2个小时内不容易排尿，往往伴有不同程度的尿潴留。发生原因除了与局部组织脏器的充血，尤其是男性的前列腺充血和女性的会阴体充血有关外，由于情绪过分紧张兴奋以及尿道括约肌和膀胱逼尿肌的痉挛也参与其中，这些情况下均非病态。

既然已经明确了性交后排尿困难的基本原因，就可以采取下列方法预防。

在进行性生活时要避免过度兴奋或紧张，养成性交前最好排尿一次的习惯，性交后由于短时间内根本没有可排之尿，一般就不会遭遇排尿困难的尴尬，这样就可以不必在性交后立即打扰膀胱的排尿功能，有利于维护尿道括约肌和膀胱逼尿肌的生理功能。

一旦发生性交后排尿困难的现象，千万不要惊慌失措，努力解除思想顾虑、分散注意力，可以让你免于遭受更大的尴尬，排尿困难一般经过2～3小时多可自行缓解。在前述精神疗法无效的情况下，可以接受医生的咨询和帮助，适当使用镇静剂或雌激素也可缓解。必要时可由医生进行导尿来解除膀胱的梗阻症状，将尿液排空。

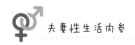

9. 妻子发现新婚丈夫有包茎，尴尬之后该做什么

刚刚结婚的赵小姐发现丈夫是包茎，这让她有苦难言。赵小姐有一定性知识，知道包茎不利于丈夫和妻子的健康，需要搞好局部卫生和手术治疗。但是，她又不好意思开口，生怕因此伤害了丈夫的自尊心。赵小姐为此犹豫再三，但仍然没有想出万全之策。那么，妻子怎样暗示丈夫去做包皮手术才不会伤害他呢？在没有决定做手术前，该怎样提醒他一定要清洗包皮呢？

新婚发现丈夫有包茎的确是一件比较尴尬和无奈的事情，毕竟私密之处也不方便在婚前验看，但这并不影响妻子潜移默化地向丈夫进言。尽管男人多半是粗心的，只要道理讲清楚了，他还是应该明辨是非的，也一定会理解细心的妻子对自己的关爱之情。只不过这种进言要把握分寸，否则将让敏感的男人很伤自尊，即别让他认为你很熟悉男人的性器官，也别让他产生被嫌弃的感觉。实际上，男人对自己的包茎应该早有觉察，日常生活中的排尿就应该不太便利，也许他自己也还没有弄清楚这到底属于生理现象还是疾病？将带来哪些不利？是否需要治疗？如何治疗？等问题。

 巧妙暗示：你的包皮与别人不一样

购买一本配有解剖图的科普书或婚前教育 VCD/DVD，与丈夫共同欣赏。当浏览到男人生殖器部分时，向他暗示："你的包皮怎么不一样？为什么看不到阴茎头？"这样就会引起他的重视和关注。一般的科普书和影像作品中都会有关于包皮和包茎的专门知识介绍。

包皮位于男性生殖器前位，紧包住阴茎前端。包皮过长，是指成年男人在阴茎疲软的状态下，阴茎头完全包绕于包皮之内；阴茎充分勃起后，阴茎头仍不能够充分显现的情况。包茎则是因包皮口过于狭窄，使阴茎头无法暴露于包皮之外的一种疾病。包皮过长与包茎是成年男性常见多发的发育异常。

包皮过长与包茎在男人中虽属发育异常或小恙，但对其危害不可小觑。包皮过长与包茎的男人在排尿后，最后的几滴尿液不易排尽，往往积聚在包皮内，加之包皮、阴茎头表面坏死脱落的细胞及分泌的黏液物质，直肠会阴部细菌的侵入与繁殖等因素，在温暖湿润的环境下极易形成一种白膜样的物质（包皮垢）。包皮垢长时间得不到彻底清洗，就会对包皮及阴茎头产生刺激，最终可导致许多疾病，如包皮炎、阴茎头炎、包皮结石、包皮色素脱落后形成的白斑病、诱发阴茎癌、局部长期存在炎症、免疫功能降低，通过不洁性生活还更加容易染上淋病、尖锐湿疣等性传播疾病。据统计，包茎男人患阴茎癌的概率是一般男人的几十倍。此外，包茎还可以导致包茎嵌顿，即当狭窄的包皮口不是很狭窄的时候，阴茎头偶尔可以暴露出来，但狭窄的包皮口会像环一样紧紧地卡在勃起阴茎的冠状沟处（即嵌顿），致使局部血液循环障碍，引起嵌顿部分远端组织缺血坏死，造成严重的后果。

包皮过长和包茎就如同一把双刃剑，不仅严重地危害着男人的健康，而且还可通过性生活给女性带来危害。包皮垢在性生活中进入女性的阴道内，可引起女性的阴道炎和宫颈炎，长期的刺激还可诱发宫颈癌。

依次递进：你应该搞好局部卫生

既然了解了包皮垢和包茎的危害，那么善意地告诉丈夫，为了双方的健康而搞好局部卫生，就不再显得唐突。其实，如果日常多注意清洗，就可以避免很多病症。

由于包皮过长和包茎者局部分泌物的积聚比较快速，一般建议每天清洗 1~2 次，许多男人选择在晨起和晚间睡觉前干这件事情。清洗时尽量将包皮上翻以达到彻底清洗目的，用清水即可，必要时可使用温和的洗涤用品以达到彻底清洗目

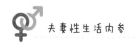
的，但包茎者常常难以如愿。

此外，还应该在每次进行性生活的前后各清洗一次。性生活之前清洗是为了保护妻子，避免将包皮垢带进阴道而引起女性问题；性生活之后清洗是为了保护男人，避免从阴道内带来的细菌等微生物在包皮内生长繁殖而诱发炎症。

 抛出终极目的：你不如"一了百了"

既然包茎有那样严重的危害，而且在清洗过程中又十分麻烦，且经常难以清洗干净，还不如一了百了，干脆切掉它，这个建议也就成了顺理成章的事情。

在处理包皮过长时，我们反对扩大化治疗，推荐的一般原则是：儿童和青少年的包皮问题，只要不影响阴茎的正常发育和排尿功能，且没有反复发生阴茎头包皮炎，就不需要将其看作疾病，最好不要去割它，而采取观察等待的原则，绝大多数男孩子的包茎会随着青春期发育过程及阴茎的自发性勃起而自行解除了包茎问题。成年男性患有包茎则与包皮过长不一样，我们建议还是要积极接受治疗，把包茎解决掉。因为包茎患者的阴茎头被包皮紧紧束缚住，难以得到外界应有的刺激，阴茎头发育可能受到一定程度的限制，排尿也不正常，甚至性生活也会受到影响。即使是进行局部清洗，也往往难以做到彻底。此外，包茎还可能导致嵌顿，带给男人很大麻烦。

处理多余包皮的方法主要是包皮的环切，常用方法包括：传统的手术切除、激光治疗、包皮去除环、包皮环切缝合器等，上述几种方法各有利弊，具体采用哪种方法，需由医生决定并征求患者的意愿。

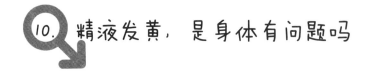 **10. 精液发黄，是身体有问题吗**

粗心的丈夫并不是很在意生活中的细节，包括自己的精液颜色，而往往是细

心的女性首先发现问题。一位邓女士向我们询问：最近，丈夫的精液有点发黄，以前的颜色挺浅的，是不是身体有了问题？

精液的颜色是由组成精液的全部成分所决定的。精液由精子和精浆组成，而绝大部分是精浆，精子只占极小部分，因此精液的颜色也主要由精浆所决定。精浆是由前列腺、精囊、尿道球腺、尿道旁腺等附属性腺分泌的液体构成，主要成分是水，还有脂肪、蛋白质颗粒、色素颗粒、卵磷脂小体、酶类、果糖等多种成分。健康成年男子的精液是乳白色、乳黄色、灰白色或稍带点土黄色，都属于正常的颜色，如果禁欲时间较长，由于理化性质改变，主要是通过浓缩作用，精液的颜色会深一些，例如暗黄色等，这都是正常的生理现象。在某些特殊情况下，精液的颜色异常可能与某些疾病"挂钩"，需要接受必要的检查和治疗，例如生殖道内有炎症存在，前列腺、精囊、附睾和睾丸的化脓性感染时，精液将呈现白色或黄绿色，但是此时男人往往会伴有明显的感染征象，例如发热、下腹部不适、阴囊（睾丸和附睾）红肿、尿频、尿急、尿痛等不舒服症状；而鲜红色、淡粉色精液（血精），提示精液中含有大量的红细胞，常见于附属性腺、后尿道的炎症，例如精囊炎或前列腺炎所致，也不能除外精囊和前列腺的囊肿、结石、结核，甚至肿瘤。

值得注意的是，不同人对同一份精液颜色的描述可能具有较大的差别，许多人认为颜色出现变化的精液，经过相关专家的认定后，可能仍然属于正常的。对于确实难以判定的情形下，而当事人又实在难以解除心头的疑虑者，不妨接受一下精液的常规化验检查，就可以明确这种精液颜色改变到底属于什么性质，是否有意义，是否需要进一步关注。

实际上，绝大多数的精液颜色异常属于生理现象，并没有太大的实际意义，也不会对健康构成任何威胁，更不必为此忧虑。例如，长时间没有排精，经过长时间蓄积浓缩的精液，其颜色必然要深一些，只要调整排精频度，密集的性行为就会迅速恢复自然的精液颜色。甚至对于出现血精的男子，绝大多数也是属于生理性的，即性生活频度的剧烈改变（长时间禁欲或短期内频繁性交）所造成，性交射精时精囊发生强烈的痉挛性收缩，引起精囊壁毛细血管的通透性改变或损伤，使血管中的红细胞渗透到精液中，部分过敏性体质的男子的精液中溶解组织纤维原的酶类物质活性增加，使精囊管壁上的毛细血管受损而发生渗血。

对于某些可能因疾病或异常所造成的精液颜色异常也并不可怕，重要的是要寻找到致病原因，一旦找到病因，对症治疗，将很快恢复精液的正常颜色。

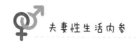 11. 射精量减少，是丈夫变心了吗

结婚多年来，小陈夫妻生活美满和谐，孩子也渐渐长大了，但近两年来细心的妻子发现老公每次射精量都明显减少，每次只一点点。都说精液是男人无私地奉献给自己心爱女人的最珍贵礼物，而他现在却表现得十分"吝啬"，难道他有外心了吗？

男人进入人生的中年阶段，人体的各种功能状态都与"想当年"不一样了，如体能、精力等，当然也包括男人十分在意的精液量。因此，中年以后的男人出现射精量减少并不一定都是感情纠葛所致（现代的肥皂剧经常会把生活中的各种现象都与外遇等情感纠葛联系在一起，尤其是敏感的精液），所以不要太过紧张，也不必急着看医生，可以首先协助男人检视一下自己的生活方式，尤其是性生活方式是否存在问题，并进行家庭内部的自我调整。如是否单位的工作负担和压力过大、是否应酬过多而耗费了大量的精力和体力、是否有不良的饮食习惯（酗酒、大量吸烟等）、是否性生活过于频繁等。通过减少工作量和缓解压力、避免各种应酬而保存体能、戒除不良饮食习惯、适当减少性交频度、进一步密切夫妻感情并积极参与体能训练等，都可能会改善目前的尴尬状况，精液量会在一定程度上增加，射精也会慢慢恢复力度。同时，要客观看待年龄增大带给男人的改变，不要总是重温旧梦，不要与自己"年轻时"比较，而应该与同龄人看齐，并面对现实，这会让他的感觉好一些，并恢复自信。

在经过一段时间必要的认识调整、饮食制度调整和生活方式调整后，仍然没

有明显改观者，可以考虑接受专科医生的咨询和检查，以早期发现身体上的潜在疾病和异常，早期得到合理调治，可以让你们的生活重新恢复美满和谐。毕竟，一些疾病和异常也会让男人的精液量变少，如频繁光顾中年男人的前列腺炎、性腺功能减退、高血压、糖尿病、代谢综合征、慢性消耗性疾病等，都可以让男人的射精量大打折扣。

12. 男子性交时适当留尿好不好

一些有性生活经验的男子可能有这样的体验：当膀胱内残留适量的尿液，使人略有尿意时，会提高性兴奋的刺激性，但不知道这是什么道理，想请专家给指点，弄个明白。

男人们几乎都知道，性生活可能会受到许多因素的影响，如身体状况、情绪、疾病等，而生活中的一些细节问题也可能会对性生活产生一定的影响，细心进行体察者并不一定很多，善加利用可以有助于性功能的超常发挥或改善不佳的性功能，反之则可以让男人扫"性"，例如性交时膀胱内是否有尿液就是一个典型例证。

如果膀胱内有大量的尿液，在性生活过程中突然想到要排尿，并且影响到性交的进行，肯定是会让男人十分败"性"且尴尬的事情，甚至有可能因性兴奋导致性交时尿失禁，而且尿液量过大也会干扰性高潮的出现，并可降低射精时的快感。因此许多男子选择在"办事"前将膀胱内的尿液排空。

但如果将膀胱内的尿液控制在一定的程度，让膀胱内残留适量的尿液（略有尿意）时，扩张的膀胱可以压迫并刺激勃起神经，会提高性兴奋的刺激性，能更好地保持勃起能力。况且，在性交后立即将尿液排空，还有利于将尿道内残存的精液、污染配偶阴道内的分泌物（可能含有致病菌）排出，预防尿路感染的发生。因此，性功能稍弱的男子，在性交前略有尿意时不一定要去排尿，或排尿后

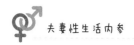

喝些饮料，约半小时后再开始性生活为宜，此时的膀胱内应该已经有一定量的尿液。但对于有早泄倾向的男子，则不适宜在性交时存尿，这可以造成膀胱扩张而诱发射精中枢的高度兴奋。

13. 不同的勃起，不同的性爱感受

不久前，有位 25 岁男子前来求诊，告诉医生说："性交时，我的阴茎勃起后贴近腹部，在进入女性阴道后，总是感觉疼痛难忍，从而产生性交困难"。他自述阴茎勃起正常、角度大、硬度高，所以不明白问题出在哪里。

其实，男性阴茎勃起后贴近腹部是正常现象，二者之间有 40～50 度角，从而与女性阴道走向迎合，方便进行性活动。进入老年阶段以后，这一角度会逐渐增大到 90 度左右，但只要勃起后能维持足够硬度，通常就不会影响性活动。但物极必反。像这位青年这样，阴茎过分贴近腹部，由于与女性阴道迎合出了问题，反而会影响其活动范围。

经检查发现，原来他的阴茎在勃起后明显贴向腹部，其阴茎头与腹部的距离不超过 10 厘米，并且向腹部弯曲，只要稍微压迫并让其远离腹部一点，就会感到极度的不适和疼痛。结果，看似坚挺的勃起干扰了正常的性关系。在阴茎疲软状态下进一步触摸检查阴茎，发现在阴茎海绵体的背侧有一个直径大约在 1 厘米大小的硬结。因此判定，这个患者是由于阴茎海绵体背侧的硬结（医学上称之为：阴茎海绵体纤维化或阴茎硬结症）引起的，患者阴茎海绵体纤维化，白膜纤维增厚，导致在勃起时阴茎向背面侧弯。此外，先天性阴茎痛、阴茎悬韧带过短都可能造成这个问题。

发生这种败"性"的事情并不可怕，绝大多数患者通过适当的药物治疗可以改善，或者随着时间的迁移而自然好转或康复。部分患者病情比较严重，在经过

合理的药物治疗后不缓解，而且病情比较稳定（局部的硬结不再增大或变化）的情况下，可通过小手术解决，成功率很高。因为遇到这类问题时，需仔细检查阴茎硬结的大小及位置，同时要明确阴茎悬韧带的位置，所以建议患者到专业男科就诊，接受全面的评估后选择合适的治疗方法。

14. 男人的阴茎小，这会让女人很扫"性"吗

男人的阴茎大小是否会带给女性不同的感觉，是许多女性都十分关注的，尤其是曾经有过"比较"的女性更是如此，她们迫切希望了解相关知识。一位再度亲密接触男人的邓女士向我问道："不久前，第一次和男友做爱，我发现他的阴茎比前任男友小了好多，这种对比让我觉得很扫"性"。阴茎大小和性爱质量有关系吗，还是我的心理在作祟？"

由于现代社会性观念的转变，人们已经不太看重传统的从一而终的"贞操观"，却更加关注自己的生活质量，尤其是性生活质量，因此"更换"异性朋友或离异的情况时有发生。当再次与异性朋友相处或再婚后，自然而然地将在多方面进行比较，必然要产生一些差别，性生活不和谐问题经常会成为一些异性朋友和再婚夫妻之间产生误解和矛盾的导火索，而其中的一些不愉快实际上是属于认识上的问题，只要善加引导，完全可以消弭于无形，并可能挽救一段感情，使再次获得的情感免于不必要的危机。来咨询的这个问题就属于这类情况。

许多男人都希望自己的阴茎能够粗大一些，阴茎的粗大似乎与男人性能力的强壮、生育能力的旺盛，或者"肾"不亏直接挂钩。为了自己的婚姻"性"福美满，女人当然也希望自己的男人有健硕的性器官。

阴茎的长短是有明显个体差异的，但在平时我们所观察到的阴茎"尺寸"都只是外在的表现，而且是在疲软状态下的体验，不能完全代表阴茎的真实情况。

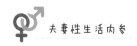

阴茎的作用是在勃起状态下完成的，阴茎大小在疲软时的差别可以较大，而一旦勃起后，这种差别往往会减少。况且阴茎的重要作用在于功能，而不在于外观大小，勃起功能主要是看"硬度"而不是"长度"。单纯凭借表面现象来判断阴茎的大小，并因此推断和联想到功能的强弱完全是心理上的自我评价，是与事实不符合的。

从女性的生理特点上来看，性爱质量也与阴茎大小关系不大。女性的阴道具有弹性，伸缩功能很强，可以适应各种大小不同的阴茎。阴道的感觉神经末梢主要分布于阴道的外 1/3 处，该部分在性生活中还会充血、收缩，对插入阴道内的阴茎起到紧箍的作用。这对于双方的性刺激都十分重要；阴道的内 2/3 部分在性反应中充分扩张，几乎没有感觉神经末梢分布，所以较长的阴茎并不比稍短的阴茎感受和产生更多的刺激。另一方面，女性阴道内的敏感动情区（"G 点"）位于阴道前壁距外端出口 4～5 厘米的位置，正常男性的阴茎勃起后一般都在 8 厘米以上，都足以刺激到女性的性兴奋点，唤起女性的性高潮。

由此看来，性能力与阴茎的长短并没有太大的关联，有些看来十分雄壮，"阳具"壮硕、巨大，但原来也可能是外强中干，中看不中用；而有些人的阴茎尽管外观上不那么让人满意，但却可以在性生活中有"出色"的表现。枪长剑短各有妙用，关键在于人们如何把握各自的优势，是否充分发挥了性技巧，以及是否有一种比较默契的配合。所以，切"勿道己之短，勿炫人之长"。

值得注意的是，对于许多人来说，重新与异性朋友相处，并承担起新角色的责任和义务，性心理或性行为方面从形式转换到心态适应并非易事，一定要多给予对方必要的理解和支持，努力来维持新感情的和谐与完整，"重温旧梦"是十分不利的，应该尽量避免，尤其是性生活中尽量避免自觉或不自觉地进行比较和对照，使一方联想到以前的性生活的不同，而明智的办法是更加珍惜重新获得的爱，并消除心理障碍。此外，协调性生活需要一个过程而不应急于求成，要解除顾虑，对性生活进行坦率的交流，互相关心体贴，重新体验新感受，并进一步创造新的性爱感受。

15. 丈夫感觉性生活是累赘，是否正常

戚女士（妻子）：我们夫妻都接近40岁了，按说都是年富力强的时候。可是，他却对性事总是尽力推脱。如果我暗示他晚上要过性生活了，他总是找个借口脱身，如晚上要加班加点了，要学习一点外语了，等等。实在没办法推脱了的时候，感觉他也是硬着头皮在过性事，完全是应付了事。无非是在尽责任而已，没有什么激情。他性功能完全正常，难道是心理有问题？他对家庭非常忠诚，我也相信他不会出轨。最近，在我的一再追问之下，他终于说了大实话：他感觉夫妻性生活是件很累赘的事！请问，这正常吗？应该怎么办呢？

性生活本是夫妻生活中的非常重要部分，也是双方获得身心愉快的有效手段，似乎没有道理对此项活动推三阻四。所以，在你追问之下得到的真相，需要认真剖析并寻找出有效对策，否则夜长梦多，对性生活表现出的"很累赘"情绪，将可能演变成以后的丧失性生活，这并不是危言耸听。

中年男人似乎要面对很多无奈与尴尬。无论是在家庭还是在社会，中年男人都要面对较大的责任和压力，人际交往和应酬较多是自然的了，而多年夫妻生活造成的激情消失殆尽也是难免的，更为显著的是性能力也较以往明显下滑，表现为"借口脱身"和"应付了事"自然就在情理之中了。

妻子应该认识到这个年龄段男人的生理特点。中年以后的夫妻性生活次数必然要进行相应的调整，不要与自己年轻时候的性交频度攀比，不要在性生活数量上斤斤计较，而应该更看重质量。一旦性生活出现不和谐，妻子的心理安抚对于丈夫非常重要，要对丈夫多体贴、关怀、理解和宽容，切忌使用"没用、不行"等批评、埋怨的话语，妻子冷言冷语的伤害远不如软语温存的鼓励更有效果，同时适当地进行自我外观修饰和美化来增加对男人的吸引力也大有裨益，这不但可以有益于男人解除思想上的焦灼和顾虑，从而迅速康复，还可以因此而密切夫妻

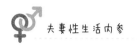

感情，使男人更加珍爱妻子的情谊。

白先生（丈夫）：也许是年龄大了，对性生活的兴趣不再像以前那么强了。而妻子却想比较频繁地过性生活，有时候的确是拉不下脸来，不得不应付了事。总而言之，是对性生活没有感觉了，觉得就像机械的行为一样，乐趣越来越少，只是完成一个程序而已。听人说对性缺乏兴趣可能是因为雄激素减少了，不知道这是不是这样。需要不需要治疗呢？

解答：性生活对男女都很重要，它是维系夫妻关系的重要纽带之一。既然妻子已经对此提出抗议，不努力调整一番，势必将使僵局更加难以收拾。以下几点建议供参考。

（1）给自己减压，并密切夫妻感情：在日常生活中要保持性格开朗、胸襟开阔及一定的幽默感，调整工作压力，戒除不良的生活制度和习惯，要戒烟、酒、赌、熬夜等不良习惯，不要让情感及身体进入疲劳状态。

人类的性欲多由爱情所引发，夫妻情感的好坏直接关系到性生活的质量。许多男性为自己的性欲减退和性功能低下而深深苦恼，他们宁愿默默地忍受这种痛苦，也不愿意将问题提出来直接面对，更羞于对妻子谈起，这对于性能力的康复十分不利。实际上，配偶在夫妻性和谐中的作用也十分重要，应该邀请妻子共同参与性康复计划。

（2）客观看待性能力滑坡的现实：中年以后的男性性生活次数可能要较以前少些，但只要夫妻能够同时获得身心上的满足，哪怕性生活次数再少，仍然可以感受到情感和身体上的巨大满足。其次，中年男人性兴奋的节奏和性交速度逐渐减慢了，达到高潮的时间也延长了，这种变化从表面上看似性能力降低，实际上却使得男人与妻子的性兴奋过程更加接近了，容易使夫妻性感受同步化，能同时达到性高潮，从而让夫妻双方获得更为满意的性生活。

（3）规避不利的性交时机：提出性要求的可能是男方，也可能是女方。当妻子提出性要求，而男人又觉得"不在状态"的情况下，要学会婉转地说"不"，以免遭遇打击。常见情形包括：患病、工作压力过大、过于紧张焦虑、身体过于疲劳、饥饿或酗酒后、情绪低落、环境不佳、夫妻感情不和睦。

（4）接受必要的检查：经过一段时间的自我调整后，多数男人往往会很快适应新的生活节奏，恢复温馨美满的家庭生活。一旦自我调整无效，接受必要的专业检查和咨询大有必要，毕竟正如你所担心的那样，一些疾病和生理改变也可以让男人性能力减退，例如男性的糖尿病、高血压、高血脂及生殖内分泌激素水平紊乱等，而且这些疾病或异常往往以性功能减退为早期表现。

16. 上床后老公总爱拿"很累"来搪塞我

"老公34岁，我们通常一个月才做爱两次，最近一个月都没有性爱，他也不着急。他总是说很累，也没有外遇，以前不是这样的，这是病吗？"

当男人喊"累"的时候，其实是一个明显的信号，善解人意的妻子会敏感地捕获到其中所包含的众多信息，包括工作压力增大、社交频繁而应酬过多、身体健康状况差或患有某些疾病、夫妻情感平淡等，应该引起主妇一定的关注。可以接受心理医生的咨询，或者让专业医生进行必要的检查和治疗。但也没有必要太过紧张，在进行这一切之前，不妨先进行一番家庭内部的自我调整，往往会获得意想不到的效果，毕竟来咨询的这个"老公"仅短期（1个月）内没有按照"规律"行事。不妨与"老公"诚恳地交谈一次，可能就会找到问题的根源并加以纠正。

已婚多年的男子出现继发性的性功能改变，要从器质性和心因性两方面寻找原因。但是，男子的性能力不单纯是生物学问题，而且有着复杂而深刻的社会文化内涵。对于一个没有明显原因而渐进性出现的性功能改变，还是要自己多从日常生活的点点滴滴中寻找原因，并做出相应的调整，绝大多数原因是可以自我解决的。配偶在男性的性康复过程中的作用十分重要，应该积极配合"老公"的性

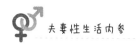

康复计划，在关键时刻，拉"老公"一把，可能需要帮助"老公"改进的情形主要包括如下几个方面：

（1）了解"老公"的不良情绪和生理状况：在极度悲伤、忧愁、恐惧、消沉、存在种种心理障碍等恶劣情绪状态下，在体力极度虚弱、过度疲乏或长期处在慢性疲劳状态等不良的生理状态下，性欲与性功能会受到明显的抑制或完全丧失。随着这些不利因素的消失，性能力一般会逐渐恢复。

（2）帮助"老公"戒除不良嗜好：应酬过多带来的长期大量的吸烟嗜酒和饮食毫无节制，可以明显影响阴茎的血流和勃起以及对射精的控制能力。

（3）缓解工作和生活压力：青壮年男性肩负着单位工作和家庭生活的双重重任，过大的压力不利于男人性能力的充分发挥。因此男人要注意养生和保健，在工作中做到劳逸结合，并对自己的生存环境加以改造。

（4）提高健康状况并避免使用伤"性"药物：健康是长期保持较高性欲水平和性能力的重要基础，全身各个器官和系统的疾病都可能不同程度地影响男性的性能力，只有在彻底治愈这些原发性疾病后，性功能才有可能逐渐恢复。此外，许多药物对男性的性能力有不利的影响，如抗高血压药、抗精神病用药、抗生素、抗癌药等。

（5）培养良好的夫妻感情，改变呆板而缺乏吸引力的性生活方式：夫妻情感的好坏直接关系到性生活的质量，夫妻间的性和谐首先在于感情的和谐。如果"老公"的性欲减退和性功能低下与夫妻感情不睦有关，最好的方法就是弥补情感危机。长期在固定时间、固定地点、以同样的方式来做爱，久而久之容易出现厌倦情绪，性爱过程很容易流于公式化，适当地使用一点性技巧，改变单一的性交方式和性交地点等，可望提高男人的性兴奋性。

作为亲密性伙伴的妻子，要对丈夫多体贴、关怀、理解和宽容，切忌使用"没用、不行"等批评、埋怨的话语，而应该支持、鼓励和积极配合的态度。否则，会进一步加重"老公"的心理负担，使其丧失自信心，性能力也会进一步丧失，最终受害的将不仅是男性。

17. 丈夫性交时射精很快，手淫却能持久些，究竟是怎么回事

"我和老公做爱的时候，他坚持不到 3～5 分钟，就射精了，为此，我们都很烦躁。可是，当他手淫，或者我帮他手淫时，他都会坚持很长时间才射精，这究竟是怎么回事？"

一些男人可能都会对自己的性生活时间太短暂而苦恼，甚至成为夫妻间的共同问题，医学上叫作射精过快或早泄。因此，在性生活时能够挺得久一会儿，就成了他们梦寐以求的目标，而克服这种现象的方法很多，往往视病因、病情和具体情况，采用心理、性生活技巧、药物、去除原发疾病等多种方法综合施治，才会取得最佳效果。由于咨询者的丈夫平时也还能"坚持"几分钟，看来问题不大，应该首先争取家庭内的自我调整。实际上，绝大多数男人可以在家里就获得自我恢复，而且每个人都应该摸索出最适合自己的方法。

既然咨询者帮助丈夫手淫或丈夫自己手淫时还能坚持比较久一些，表明性生活过程中的射精过快与男方的紧张有一定联系，或者可能与性交体位有关。因此，在性生活中男人首先要摆正心态、夫妻间要相互体贴、消除紧张心理，消除一切焦虑因素，有助于康复。

例如采用女上位的性交姿势也可能奏效，因为传统的男上位姿势，该种男性负重的体位容易增加脊髓和射精中枢神经肌肉的性兴奋性；而女上男下的体位，或者侧位体位，使男性处于放松的被动体位，脊髓和射精中枢神经肌肉的性兴奋性降低，而且幅度较小的动作均有利于延缓男性射精。

其他的一些性生活技巧也可以获得满意效果，不妨选择使用，例如动动-停停法、使用阴茎套、提高阴茎耐受刺激能力的耐受训练或脱敏训练都可以考虑，"帮他手淫"运用得当就属于耐受训练的一部分。此外，还可以通过增加射精次

数来延长性生活时间。

在一切努力均告失败，而射精过快又严重地困扰了和谐的夫妻生活时，可以考虑接受专科医生的咨询和诊治。

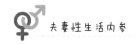 18. 丈夫婚后还遗精，这是否正常

"我们已经结婚3年了，性生活一直比较正常。可是最近我发现丈夫有过好几次遗精。我们夫妇的性交一般是一周1~2次。如果工作不忙，可能还会多一些。有了正常的性生活怎么还会遗精呢？是不是婚后性交不频繁情况下才遗精，一般性交间隔以多长时间为正常？什么情况为不正常？"

遗精是男子性发育成熟的信号，也是一种生理现象。未婚成年男子每月遗精1~4次均属于正常范围而不必过于紧张焦虑。对于已经结婚、并有规律性生活的男子，基本上就不再出现遗精了；偶尔出现遗精也在所难免，如在身体过于疲劳、体质较弱、情绪不佳，或患有慢性消耗性疾病等情况下；但如果遗精比较频繁，则还是要给予一定重视的。

对于近期内频繁出现遗精的男子，首先要解除思想顾虑，毕竟绝大多数的遗精属于生理现象，不要因为遗精而担心自己会"大伤元气"，这样反而会给健康带来不良影响，进而加重遗精现象。其次要尽量避免性刺激，不看有性情节的书刊和影视，将精力多集中在工作和事业上。同时要注意性器官的卫生和性卫生，经常用清水清洗局部以去除包皮垢，睡觉前用冷水（禁忌用热水）清洗生殖器官，被窝不要过于温暖或不盖过于厚重的棉被，不穿紧身内裤，性交后进行局部清洗以减少阴道分泌物对阴茎的刺激。彻底治疗局部的炎症，对于同时合并包皮过长和包茎者可以在专业人士咨询指导下考虑接受包皮环切处理。

经过一段时间的调整后，多数遗精者可以自愈。如果仍然不见效果，遗精仍然频繁发生，应该考虑接受专业诊治。

19. 亲昵温存能提高"性奋"程度，盲目吃药会适得其反

在男科门诊中，常常会有这样的情况，有些人觉得性欲很低，现在的性生活"没劲"，不像"想当初"那样美好，于是要求医生开些药物来"助性"，以提高性生活的质量。也有人为了摆脱性生活的"平淡"，增加刺激感觉，主动选择一些具有助性作用的药物。其实，这种做法反而会起到适得其反的效果，不值得提倡。

别把助"性"药物当"助燃剂"，助性药物的使用不能乱来，一般情况下是帮助由于身体某种原因，不能顺利进行性生活的患者。而心理健康、生理正常，只是为了纵情享受而盲目使用助性的激素类或壮阳药物，对身体非常有害。因为，男人自身制造的雄激素基本上够用了，即使是勃起功能障碍（俗称：阳痿）或其他性功能低下者，绝大多数也只是精神或双方性和谐方面的原因，如疲劳、工作压力大、环境不好、夫妻感情出现问题等。经常靠助性的药物达到性满足，可能导致男性出现前列腺过度充血，女性则盆腔充血、下腹胀痛、白带增多等，甚至诱发生殖道感染。需要注意的是，长期使用助性的药物，容易产生药物的依赖感，如额外补充的雄激素可以抑制下丘脑、垂体和睾丸间的正常功能，反倒影响性功能的正常发挥。

据研究表明，性欲的产生更多地取决于社会家庭因素和个人生活文化背景，特别是伴侣双方的感情、性生活时的情绪、性刺激是否适当等。而"性经验"往往是比助性的药物更有潜能的"性燃料"，男女之间的亲昵温存才是最有效的性兴奋剂。

我们不否定助性药物在性反应过程中的有益作用，但助性药物不是"性燃料"，当机体本身与性有关的激素处在正常状态时，额外地给予，并不能达到提

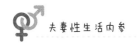
高性欲的作用，相反它可能带来别的问题。如果确实出现性能力的减退，也不要自行使用助性的药物，应该找专科医生进行相关检查，明确诊断后，再决定是否采用药物或采用何种药物。

20. 射精感觉不再强烈了该怎么办

射精感觉不强烈是让男人"扫性"的重要原因之一，甚至可以让男人产生各种各样的性功能障碍。一位已经结婚6年的男性询问："记得刚结婚那时，性生活总是充满了乐趣，自己每次也是热情高涨，每一次性生活也都有强烈的高潮，每次性生活都能让自己得到极大的满足。但近一两年来，这一切似乎变了。我感觉自己对性生活的要求不再那么强烈了，一说起这方面的事也不再有热情了。很多时候只是为了应付妻子，但射精时已没什么感觉，我本人也很想改变这种状况。应该怎样做才能重新找回当年的那种状态呢？"

已婚多年的男子出现继发性的性功能改变，要从器质性和心因性两方面寻找原因。器质性因素，包括影响性生活的全身性疾病、生殖器官疾病、神经系统疾病、阴茎血管系统的完整性、内分泌激素紊乱等，需要由专科医生帮助诊治。但是，男子的性能力不单纯是生物学问题，而且有着复杂而深刻的社会文化内涵。对于一个没有明显原因而渐进性出现的性功能改变，还是要自己多从日常生活的点点滴滴中寻找原因，绝大多数原因是可以自我解决的。

（1）看看你的情绪和生理状况：无论男性还是女性，在极度悲伤、忧愁、恐惧、消沉、存在种种心理障碍等恶劣情绪状态下，在体力极度虚弱、过度疲乏或长期处在慢性疲劳状态、合并某些疾病等不良的生理状态下，性欲与性功能会受到明显的抑制或完全丧失。随着这些不利因素的消失，性能力一般会逐渐恢复，而且这种恢复将比不良因素的消退要缓慢一些。所以，无论是男性还是女性具有上述不利因素时，勉强进行性生活都会对男性性功能的正常发挥产生不良的影响，还容易产生性冷淡。同时，一段时间内出现的这种异常情况，可能对男性的心理产生不良的影响，有些人因此而出现持久性的性欲减退和性功能低下。

（2）是否有不利的营养状态与嗜好：协调的营养状态是性爱的物质基础。蛋白质、多种维生素、锌等重要微量元素的缺乏，可能引起男性的性欲望减退和性功能低下；相反，营养过剩造成的过度肥胖，可以引起内分泌功能的紊乱，对正常发挥男性的性能力也十分不利。此外，长期大量的吸烟嗜酒，可以明显影响阴茎的血流、阴茎的勃起和对射精的控制能力。

（3）生活环境如何：居住条件恶劣，居住面积小、几代人同居一室或同睡一床、通风差、不利的声光背景等均可引起大脑氧气供应不足、情绪不佳、心不在焉，使性欲降低、性功能低下。

（4）健康状况如何以及药物使用情况：身心健康是长期保持较高性欲水平和性能力的重要基础，全身各个器官和系统的疾病都可能不同程度地影响男性的性能力。如内分泌系统的甲状腺功能低下、侏儒症，代谢系统的糖尿病、营养不良、贫血，长期慢性消耗性疾病的各种癌症、晚期结核、严重的心肝肾疾病，均可以不同程度地抑制性活动。只有在彻底治愈这些原发性疾病后，性功能才有可能逐渐恢复。此外，许多药物对男性的性能力有不利的影响，如抗高血压药、抗精神病用药、抗生素、一些抗癌药等。

（5）培养良好的夫妻感情：人类的性欲多由爱情所引发，夫妻情感的好坏直接关系到性生活的质量，夫妻间的性和谐首先在于感情的和谐。如果你的性欲减退和性功能低下与夫妻感情破裂有关，最好的方法就是尽量弥补情感的危机。有时，夫妻间的表面平淡，但内心相互不信任、相互猜忌的貌合神离状态也可造成性不和谐。

（6）让妻子参与你的康复计划：许多男性为自己的性欲减退和性功能低下而深深地苦恼，觉得对不起妻子。一些人宁愿默默忍受这种痛苦，也不愿意将问题提出来直接面对，更羞于对妻子谈起，这对于自己性能力的康复是十分不利的。实际上，配偶在男性的性康复过程中的作用也十分重要，应该邀请妻子共同参与性康复计划。

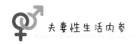

作为亲密性伙伴的妻子，要对丈夫多体贴、关怀、理解和宽容，切忌使用"没用、不行"等批评、埋怨的话语，而应该支持、鼓励患者积极就医，积极治疗原发疾病。否则，会进一步加重患者的心理负担，使患者丧失自信心，治疗变得困难，性能力也会进一步丧失。最终受害的将不仅是男性，还包括他的妻子。曾经有人提到，无论一个感情专一男子的性功能有多么强壮，一旦他遇到一个性冷淡的妻子，很快就会失去对性的兴趣，说的就是这个道理。

同时，妻子还应该注意自己的外部形象和文化修养，不断改善自己对丈夫的吸引力。谈恋爱的时候，男人和女人都十分注重自己的外在形象，刻意地进行化装、打扮，精心地选择穿戴，目的是为了吸引对方，并展示自己最靓丽的一面。婚后漫长的共同生活，天天面对同一张面孔、同样的生活习惯、甚至连做爱的姿势都一成不变，使得妻子厌倦了对自身形象和文化修养的提高，而这正是和谐的夫妻性生活的巨大潜在危机，可以使得丈夫对性生活丧失兴趣而出现性欲减退、性功能低下，或对婚内的性生活厌倦而转向第三者。

21. 射精快感不强与以往的过频手淫有关系吗

许多科普书刊在描述性高潮时都告诉读者：高潮时，输精管发生强烈的收缩，使人产生强烈的快感。绝大多数男性也确实曾经有过这种输精管强烈收缩时所产生的那种感觉，但某些男性却在性生活中逐渐地感觉不到那种收缩感，当然也就缺少快感。一些男性可能主动地将手淫与射精收缩感丧失联系在一起，怀疑是因为手淫而招致的不"性"，并为曾有较频繁手淫的习惯而产生强烈的自责心理。

成年男性在射精的同时达到性高潮。射精时感觉不到明显的收缩感，因而缺少快感，难以从性生活中获得身心两方面一定程度的满意，一般不属于疾病范畴，但确可以影响夫妻之间的感情和性经验交流，久而久之将会导致夫妻对性失去兴趣，出现性欲减退和性冷淡，甚至导致情感危机，是夫妻生活中的不可忽视的大事。因此，积极寻找造成这种现象的原因，努力去除不利因素是积极的态度。

某些男子以往曾经出现过性高潮，并具有强烈的性感受，他目前的明显缺少性快感属于继发性高潮缺乏。正如他本人提到的那样，可能与过度手淫有关。

男性达到性高潮时，输精管发生的强烈收缩，的确是使人产生强烈快感的重要原因，但绝对不是唯一的原因。性高潮时的阴茎肿胀坚硬程度、阴囊的强力收缩上提、精囊前列腺的收缩、盆底肌肉的充血肿胀、全身肌肉痉挛、呼吸加快、心跳加快、皮肤黏膜充血潮红等均参与了人体的性高潮过程。尽管我们一再宣传手淫无害，但是任何事情都要把握一个"度"的问题。一些人在婚前沉迷于手淫而养成了过度频繁的手淫习惯，对婚后的性生活可能有一定的不良影响。过度手淫可以使得男性的性器官对局部刺激的敏感性明显下降，阴茎、阴囊、输精管、精囊、前列腺、盆底肌肉及全身肌肉在达到性高潮并出现射精时的收缩强度均明显降低，因而会影响男性的性感受，表现为性快感减退或消失。因手淫过度导致的性神经衰弱，可以表现为多器官和系统的改变，如精神萎靡、体质下降、注意力不集中、失眠多梦、耳鸣心悸等，也可以影响良好的性感受。过度手淫确实还可以诱发一些泌尿生殖系统的疾病，例如遗精、勃起功能障碍、慢性盆腔充血、前列腺炎、精囊炎、尿道炎、精索静脉曲张等，还需要专科医生进行诊治。所以，过度频繁的手淫还是要适当节制的。

但是，造成性快感减退或消失的原因可能不仅仅是过度手淫，还应该从多方面考虑，去除一切有害因素，才能彻底恢复正常的性感受。

人是具有感情的高级动物，情感的强烈程度也是性高潮的重要组成部分，夫妻间感情和谐对性快感的强烈程度具有明显的影响。对妻子的敌视、厌恶、怨恨、淡漠等都会抑制性快感，一定要克服，并通过夫妻间情感的密切来恢复性感受。个人因素在缺少快感中起重要作用，多种的抑郁、焦虑、恐惧、自责、担心性反应不足等情绪，使得无法自然地面对性生活，产生"操作焦虑"。此外，不良的环境、生理和心理因素也对性快感具有一定的影响，如住处不严密、床铺不

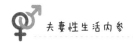

舒适、强烈的声光干扰、身体不适、经济拮据、工作不顺利、家务事繁杂等，都可能成为境遇性的性快感缺乏的原因。科学的性知识和性技巧缺乏在一些男性中还是存在的，也应该进行必要的调整。封建的传统意识在部分人群中还是存在的，对性快感的追求似乎与低级趣味和下流密不可分，许多人可以与同性别朋友谈论自己的性生活，夫妻间却不愿公开谈论两性间的事情，缺乏性交流，因而限制了部分男性的性感受。

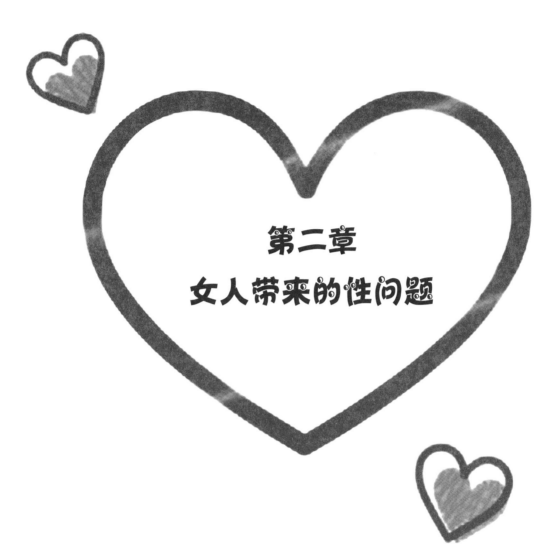

第二章

女人带来的性问题

应加强对女性性功能障碍的临床研究

性生活不和谐，女人也责无旁贷

对于绝大多数家庭来说，和谐满意的性生活是健康生活方式的完整且不可分割部分。人群中的性问题广泛存在，与健康状况和社会心理因素相关，并可影响到与配偶的相互关系。男性的勃起功能障碍（ED）影响到男性和他们配偶的生活质量，研究者给予了大量的关注。但是有效治疗 ED，重新建立起男性满意的勃起，却并不一定能够重新建立与配偶满意的性关系，这是因为女性也可能存在性功能障碍，或者由于男性的 ED 引发了女性的性问题。

女性的性功能障碍种类更多

世界卫生组织（WHO）对性功能障碍（sexual dysfunction，SD）的定义是：个体（男人或女人）不能参与自己期望的多种方式的性行为。女性性功能障碍（female sexual dysfunction，FSD）是指女性个体不能参与她所期望的性行为、在性行为过程中不能或难以得到满足，并造成人际关系紧张，是一种与年龄相关、渐进性发展的严重影响女性生活质量的常见和多发疾病，日益引起人们的重视。女性性功能障碍的基本分类包括：性欲障碍（包括性欲低下、性厌恶与性欲亢进）、性唤起障碍、性高潮障碍、性交痛性障碍（包括女性痛性交媾困难、阴道痉挛和非接触式性交痛）。每个患者可以仅表现出上述性功能障碍中的某一种，也可以同时具有多种障碍。

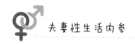
女性比男性的性功能障碍发生率更高

临床流行病学调查发现，女性性功能障碍的发病率很高，根据美国的统计资料显示，30%～50%的成年女子患有性功能障碍。Fisher 等（1999 年）报道，加拿大育龄妇女（18～44 岁）39% 存在性欲问题。NIH 的 Laumann 等（1999 年）发表的调查结果是被最广泛引用且具有权威性的，他们对 1749 名女性和 1410 名男性（18～59 岁）的性健康及生活质量评估的研究发现，女性较男性容易发生性功能障碍（分别是 43% 和 31%），其特点与年龄相关，是进行性发展，性欲低下最常见（51%），其次是性唤起障碍（33%）和性交痛（16%）。国内早期的研究结果显示，女性性功能障碍的总发生率已经达到 70% 左右。尽管发病率是如此之高，女性性功能障碍却从来也没有引起她们的经治医生的注意。可能是由于宗教和封建传统意识的影响，对女性的性功能障碍研究起步较晚，研究较少，有待深入研究，并提倡多学科之间的通力合作，是广大性医学工作者的良好用武之地。

女性性功能障碍的发病机制更加复杂

女性的性兴奋反应表现为阴蒂勃起，阴道充血，滑液分泌，阴道、会阴、盆底肌肉节律性收缩或不随意痉挛性收缩，其中阴蒂勃起是女性性反应的重要标志。初步结果显示：女性性器官的解剖结构及生理反应机制类似于男性，阴蒂勃起过程与男性阴茎勃起相似，但女性性功能障碍的发病机制较男性更为复杂。

完美的性生活依赖于良好的情绪、与性伴侣的关系亲密、高水平的生活质量和身体健康，而对各个环节产生不良影响的各种因素均可对女性性功能造成不良影响，包括器质性和心理性两方面因素，常常同时存在多种因素或异常，甚至可以同时起作用。例如，性欲低下就可能同时涉及多种生理、病理、心理和社会因素，包括精神状态不能放松、婚姻关系差、缺少亲密感情等。任何干扰或打断女性性反应过程的因素均可引起女性性功能障碍，主要包括血管因素、神经因素、内分泌因素、精神心理因素和药物等。

 女性也渴求得到性治疗

社会观念和医学研究的进步，带动了性医学的进步，当然包括对女性性问题探索的进步，相关的研究结果和新闻报道不断出现在医学刊物和新闻媒体，女性患者在与医生讨论性问题时也比以往更加自然和容易。Berman 等（2003 年）的调查结果显示，有性问题的妇女中有 42% 的人会寻求妇科医生帮助，而没有寻求帮助的女性中也有 54% 的人表示她们乐于接受帮助。

 预防女性性功能障碍的发生潜力巨大

根据美国健康和社会调查署的一项资料分析表明，女性性功能障碍通常与年龄、教育、生理、情绪和健康状况不佳等因素有关，同时也受到各种假性老化生理因素的影响。其他的一些研究者也纷纷发现诱发女性性功能障碍的不利因素，如夫妻关系问题、抑郁、心理因素、配偶性功能障碍、性经验缺乏、低下的教育程度、失业、慢性疾病、性淫乱、性虐待、性传播疾病史和更年期是女性性功能障碍发生的高危因素。因此，根据对女性性功能障碍现有的认识来努力纠正不利因素，改善抑郁状态、加强人群的教育程度和性教育、提高身心愉悦状态、维持良好的生活方式和一般健康状况，均可能在预防女性性功能障碍上大有作为，并可为治疗和防止疾病复发奠定基础。

 客观评价女性的性功能并非易事

根据患者的主诉诊断女性性功能障碍并不困难，但要进行具体客观的评价并查明病因却非易事，性反应过程中女性的主观感觉很难客观评判，在许多情况下女性性反应所发生的一些变化连女性自己也难以察觉，更难以做出客观定量分

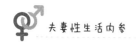

析，因此给诊断带来相当大的难度。女性性功能障碍的准确诊断同样需要采用多种形式的评估和测定方法，包括详细地询问病史、全面的体格检查和辅助检查，最终采取综合性的判断方法来帮助诊断。否则，在缺少必要的诊断检查项目时，治疗的有效性和满意度将成为一种"随机事件"，很难得到保障。

当患者的病史、体格检查、心理评估、诊断实验等全部初始检查进行完毕后，患者应该回到诊室来讨论病情。根据疾病分类系统，患者可能被确定为其中的某一类异常或同时具有多种类型的异常，如性欲低下、性唤起障碍、性高潮障碍或性交痛性障碍。

 ## 女性性功能障碍的治疗仍然任重而道远

随着对女性性反应和性功能障碍认识的不断深入，女性性功能障碍的治疗有很大的进步，在对患者的性反应进行综合评估基础上，给予患者及其配偶持续的性教育，改变可逆病因，同时进行个体化的针对性治疗，主要是借鉴诊治男性ED的成熟经验，是由于西地那非等治疗尝试增加了患者寻求医疗帮助的热情。经常采用的治疗措施包括个体化的性心理治疗、性行为调整、机械治疗和药物治疗等，有望改善或治愈女性性功能障碍。通常首先尝试简单、方便、无创或微创的方法，因此心理咨询、行为疗法和非药物治疗往往被优先选择。恰如其分地给患者介绍治疗的风险和利益是启动治疗过程的先决条件。由于女性性功能障碍的病因复杂多样，精神心理因素、人际关系因素及个体的性适应能力等都在疾病康复过程中起一定的作用，因此单独依靠医学处理往往不能解决患者的全部问题，需要多方面考虑，走综合治疗的道路。

在循证医学盛行的今天，每一个患者都有权利得知自己的健康状况以及循证基础上现有的诊断和治疗方法，以便使自己能够积极地参与诊断和治疗的决策过程。显然，在医学飞速发展的当代，性功能障碍的诊断和治疗方法正在逐渐增多，甚至让医生和患者都应接不暇，所以应该尽量使患者主动从其中进行选择，做出符合自己特殊需求的最佳决策。因此，对患者及其配偶的性健康教育也应该作为治疗策略的关键因素。由于不同的患者在信息选择和决策制定过程中存在许多不同之处，即使对于同样的疾病和病情，患者最终所选择和得到的治疗方法都可能不同，具有个体化趋势的特点。

2. 女人的"性"感地带

女性的性活动能力更强，性敏感区比男性更广泛，除了有外阴、阴道、"G点"和子宫颈等生殖器官，单纯刺激这些部位，就能产生强烈的性高潮，还包括全身众多的性敏感区。周围性敏感区产生的性刺激和性冲动是性生活的基础，而来自生殖器官的性刺激和性冲动是性生活的高级形式，周围性敏感区与生殖器官的协调配合，才能实现完美的性爱。

 生殖器官担当主力

对于女性来说，其性敏感区的最佳部位当然是其外生殖器部位。大小阴唇、阴阜、前庭腺均对性刺激很敏感，能感受局部和心理上的性刺激，产生快感。

阴蒂是个很小的结节样海绵体组织，包括阴蒂头和阴蒂体两部分，类似男人的阴茎一样有性勃起，位于两侧小阴唇之间的顶端，在阴道口和尿道口前方，有丰富的感觉神经末梢，感觉神经分布密度比周围组织高近10倍，对触觉非常敏感，轻柔地触摸就可能引发性高潮，用指触摸和揉动效果更好，是女性最敏感的性器官，在性反应方面极为重要，尤其在性唤起中和产生性快感中起重要作用。

阴道是性活动的必需器官，其入口（处女膜附近）及外1/3段集中了极为丰富且十分敏感的感觉末梢神经。子宫颈连接于阴道末段，性刺激时也可产生强烈

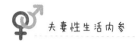

反应。

 ## "G"点是公认的女人"性"感地带

许多人可能都听说过女人的体内有一个"G"点，位于阴道前壁距离阴道口4~5厘米处的一个区域，大小类似小的钱币，是女性的性敏感区，对性刺激具有较高的敏感性，且与性兴奋存在着明显的反射关系，可以促进性行为的发生，增强性兴奋和性高潮的感受，有"魔力按钮"的美誉。刺激 G 点可以让女人产生强烈的性兴奋、性快感和性高潮，此时的 G 点可肿胀而形成卵圆形隆起，并可从尿道射出数毫升的乳状液，与男人的射精现象十分类似。由于这种分泌液与性交和性爱直接关联，文学家们喜欢将其称为"爱液"，也有人将其与男性的射精做类比而有"女性射精"的说法。

 ## 女性"性"感地带远非局限于生殖器官

除了生殖器外，女性的性敏感区几乎遍布全身。两个乳房是女性最具性感的部位，也是仅次于阴蒂的性敏感区，分布有十分丰富的神经末梢。乳房、乳头在爱抚阶段的敏感程度更有美化价值，对乳房和乳头爱抚与刺激，不仅可以有效地激发性欲，而且更有利于夫妻之间的双向交流，形成美好的心理感受。

此外，凡是搔痒敏感的全身皮肤区域，大多能产生刺激性欲的作用，依次为大腿内侧、肛门周围、眼睑、胸部、小腹、腰骶部、臀部、腋窝、颈部、鼻部、头皮、手、腿部等，只要刺激得法，都能引发足够的兴奋。口唇、舌和口腔内含丰富的神经和血管，也是女性很敏感的部位，受到刺激后也可产生类似性器官摩擦的兴奋性。与男性相比，女性更加希望来自于周围性敏感区的刺激，每个女性都渴望被充分、细腻和持久地爱抚，尤其是年老体弱者更加偏爱情感生活，触摸、拥抱、亲吻等刺激普遍受到女性欢迎。

"性"感地带存在年龄差异

随着年龄增长，中老年女性将会对性爱提出更多需求，也希望从中获得更大满足，同时女性的性敏感区也将发生明显的变化。此时，性生活准备时间会明显缩短，不由自主地将感觉能力集中在生殖器和其他少数几个身体部位上，展现出由周边向中心的集中特点。

从女人的性反应和"G"点差异性表现的特点来看，所谓的性技巧，在很大程度上取决于夫妻感情和对性敏感区的刺激手法。不论性敏感区如何变化，加强情感培养并对性敏感区多加刺激训练，都会给妻子带来性的喜悦。

 发掘女性"性"感地带，是双方共同的事情

值得注意的是，女性的性敏感区及其感受性存在较大的个体差异，有的很明显，有的则较隐晦。一些人在结婚初期性生活方面出现的矛盾和不如意，多半与夫妻间对性的认识差异和性敏感区的敏感性不同有关。有的男人在爱抚中不懂得刺激性敏感区，或往往不得要领，这很让女方扫兴。

作为她的配偶，丈夫应该多一些细心，善于为女子着想，主动探寻到她具体的性敏感区的部位所在，然后加以发掘，以期能使性生活逐渐达到协调，双方都能获得满意；而女方在爱抚阶段不妨用手对男方加以诱导，如果能手把手"教"会丈夫，引导他触摸自己最敏感的部位，并引导他掌握恰到好处的刺激方法、方向和力度，则能够使双方配合更加默契，性交更和谐。

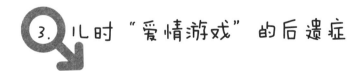 **3. 儿时"爱情游戏"的后遗症**

小时候，你一定玩过"过家家"游戏吧，男孩和女孩分别当"爸爸"和"妈

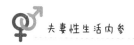

妈"，甚至还可以有其他的伙伴加盟扮演"孩子"。游戏过程中难免遭遇到甚至令成年人都尴尬的事情。任何一个人都是从小长到大，都遭遇过各种"成长的烦恼"。针对性的问题也是一样：年轻时我们不懂性，偶然涉猎与性相关的问题，未见得都处理得那么完美。对于那些从很小的年纪就开始始终怀有"心病"的人们，如果不能合理解决她们认识或行为上的困惑，将因此而产生许多焦虑、不安与恐惧，甚至可能影响到她们成年后的"性"福生活，让她们一生不"性"。

已经大学毕业的小凤，因为小时候的一次性游戏而痛苦不已，甚至不敢交男朋友，就连与同窗恋人约会也经常躲躲闪闪，尤其害怕他触摸自己的"私处"，害怕儿时的性游戏产生的后遗症吓跑男友。但是最终她还是失去了青梅竹马的初恋情人。在写来的咨询信中，小凤写道："小时候不懂事，大概六七岁的时候跟小朋友玩过"爱情游戏"（把手指伸进阴道）。这对处女膜有影响吗？我很担心因为小时候的不懂事而丧失了处女膜。"

处女膜是个环形组织（中央有孔），为坚韧的黏膜组织所构成，其内、外两面均为鳞状上皮覆盖，中层含结缔组织、血管及神经末梢。结缔组织的多少决定处女膜的厚薄程度。肥厚者多富有弹性，不易破裂；菲薄者易于裂伤。

其实来信咨询者的行为并不少见，也不能算做是异常行为，从心理学上讲叫"儿童手淫"，是儿童在无意识中或出于好奇心而进行的，当触摸到下身，便会有一种快感，甚至还会出现多次重复动作，以达到愉悦的感觉，这是孩子的正常生理反应。当然，这种行为也可以由小伙伴来协助完成，就如同咨询者所发生的情况一样。这种行为多无恶意心态，不希望造成对自身或对方身体上的伤害，手指插入的深度和力度都不会过大，因此多不会损伤处女膜。况且幼女的处女膜位于前庭深处，且阴道亦狭小，故因手指插入造成的处女膜损伤极其少见。此外，处女膜中央还有孔，并具有较强的伸展性，尤其是幼女的处女膜孔的伸展性可能更强，因此细小物体通过处女膜孔绰绰有余，也不会损伤处女膜。即使是发生了恶意的奸污行为，一般也仅会导致幼女前庭部的擦伤。

处女膜的破裂一般发生于初次性交（无论是成年人还是婴幼儿）时，破裂时患者有突发性剧痛，伴有少量流血，一般出血能自止，多无须特殊处理。数日后裂口边缘修复，但不容易合拢，因而残留有清晰裂痕。只有在使用暴力强行插入阴茎时，才可引起外阴部包括处女膜、会阴、阴道、甚至肛门的广泛撕裂伤，可以给幼女或少女带来难以磨灭的身心伤痛。

很显然，来信咨询的女性在幼儿期并不存在这种恶意的性侵害行为，也没有因此而造成的众多不愉快后果，因此大可不必担心处女膜的完整性问题。

实际上，即使是没有发生过性行为、没有遭受过任何性侵害的女性，其处女膜也不见得就是完好无损的，许多因素可以让女性丧失处女膜的完整性，如剧烈运动等。

如果处女膜完整性问题严重地困扰了你，完全没有必要盲目地臆测，走进医院接受简单的检查，也许只需要几秒钟的时间就会有一个肯定的答案。如果你十分在意而又丧失了处女膜的完整性，医生会进行处女膜修补术，处女膜愈合后，几乎不留痕迹。事实上，处女膜对于女人和深爱她们的男人来说，都没有想象的那么重要，你完全可以洒脱一些，摆脱处女膜对你的困扰。

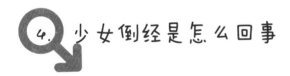

4. 少女倒经是怎么回事

青春期的那点事让我们更困惑。处在青春期的少女，由于下丘脑－垂体的调节功能，使卵巢发生周期性变化，并引发子宫内膜周期性变化，促使子宫内膜脱落、进而出现周期性子宫出血，叫作月经。

发育正常的青春期少女应该定期会有月经来潮，如果年龄到了而不来月经，每到月经来潮前后便会出现鼻孔流血，或来月经的同时伴有鼻孔流血、口中咯血，检查鼻腔以及相关系统并没有发现异常，这称之为"倒经"或"月经倒流"。实际上，这种月经来潮前后的出血现象还可以发生在胃肠道、肚脐、肺部、膀胱、外耳道、眼结膜、眼睑、皮肤、乳房等部位，现代医学将其统称为"代偿性月经"，鼻孔流血的倒经现象只是代偿性月经的一种较多见的表现形式，约占 1/3

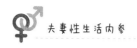

以上。

鼻中隔的前下方分布着丰富的既表浅又脆弱的小血管，极易发生出血，而鼻黏膜的某些特定区域对卵巢所分泌的雌激素水平变化反应十分敏感，极个别情况系鼻黏膜有子宫内膜"种植"，这就是代偿性月经容易发生在鼻黏膜的主要原因。实际上，"倒经"主要是由于女性的子宫内膜移位到子宫以外的其他部位，例如月经来潮时或刮宫、剖宫产、子宫切除手术等，引起子宫内膜的脱落，其碎片可随着血液、淋巴液的流动而转移到肺部、消化道和皮下组织等部位，医学上称为"子宫内膜异位症"。当月经来潮时所引起的异位的子宫内膜和原位的子宫内膜同时接受雌性激素的调节，发生周期性的增生和脱落，在脱落时即可发生痰中带血和咯血、周期性血尿、呕血、消化道出血及皮下出血等撤退性出血。

那么，倒经引起的鼻腔出血是否是由于月经期子宫内的血液进到了鼻腔里呢？每当雌激素变化月经来潮之时，雌激素便可引起鼻黏膜过度充血、水肿及鼻溢现象，鼻腔出血则是这种变化加剧的表现，甚至随着雌激素水平的骤然下降而发生小血管破裂，引发类似月经周期的鼻腔出血。所以，经期鼻腔出血并非是子宫的血跑到鼻子中。

对于代偿性月经的诊断不能滥用，要详细观察出血与月经的关系，并应做鼻腔正规检查后，确无明显病变后才考虑本病。判断倒经与普通鼻出血的不同点在于：①有些闭经女性的鼻子一出血，其腹痛腹胀、烦躁不安等诸多反应消失，全身有轻松感。②倒经者的表现受到卵巢的"遥控"，其发病时间与卵巢发出的"信息"同步，有月经者与月经并行。③鼻出血可不经治疗就会自愈，而真正的鼻出血并非如此。

代偿性月经本是较为常见的生理现象，没有什么值得大惊小怪的，但由于倒经反复发作不愈容易引起月经周期紊乱，严重者可出现只有代偿性月经而没有正常的月经流出，或者代偿性月经出血量多，子宫出血量少的症状，造成贫血症。因此还是要给予一定关注的。患者在倒经期间要提高保健意识，要保持心情舒畅，避免精神刺激和紧张焦虑，忌食辛辣生冷食品，不倒立、不过劳、不使用不洁净的东西填塞鼻腔。倒经的药物治疗比较简便，中药引血下行治疗代偿性用经有明显疗效，西药可用雄激素制剂及人工合成孕激素，一般均可短时间治愈。但无论使用何种方法治疗，均须在专科医生的指导下进行。

5. 手指伸入阴道，会不会弄破处女膜

"我手淫已经好几年了，请问用手指伸入阴道，会不会弄破处女膜？我好担心。"

自慰是一种自己来解决性胀满、宣泄性能量的各种手段，主要都集中在各种方式对性器官的直接或间接刺激，最终达到高潮的过程，而手淫是自慰的主要表现形式。现代的性学家们普遍认为，手淫是标准的性行为方式之一，可以获得与夫妻性生活几乎同样的生理反应过程。善加利用，手淫可以弥补人们不能进行夫妻性生活的缺憾，如未婚青年、夫妻分居、离异丧偶者、对方患病不能过性生活以及许多的残疾人。

事实表明，尽管男性和女性中都大量存在着手淫现象，但是女性更加担心处女膜的损伤。同男性一样，一些女性在进行手淫、享受手淫带来的身心愉悦的同时，又对手淫顾虑重重，如对处女膜破损的担忧。

由于体质的不同，每个女子的处女膜的形状、弹性、韧度等情况也有较大的差异，手淫过于粗暴确实存在损伤处女膜的可能，尤其是将手指伸入到阴道内的"粗暴"自慰行为，确实可以造成部分女子的处女膜破裂，但是这种破损往往较性交造成的对处女膜的冲击和损坏作用小得多。实际上，只要不是过于粗暴的手淫，一般是不会损坏处女膜的，处女膜和性高潮是可以并存的，一个处女膜完整的女子也可能早已体验到了性的感受和高潮。

此外，还可以通过互慰、"非暴力性"自慰、口交、肛交等任何翻云覆雨行为，同样可以达到女子心醉神迷的境地，而仍然可以保持处女膜的完整无损，这是"过来人"都可以体会得到的。

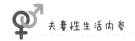

处女膜是进入阴道的门户，在受到外力的碰撞后容易出血破损，这样的女人也就完成了独特的"洗礼"过程，成为传统观念中的"非处女"。国人关于贞操的观念根深蒂固，传统观念中又特别重视女性的贞操，而许多人都将处女膜的完整看作是处女的代表性标志。但如何看待处女膜还不是一件简单的事情，处女膜完整的女性不一定是处女，而处女膜破损的女性也不一定有过性行为，因此衡量女性是否"贞洁"的标准也绝对不是单纯依靠处女膜。

有一些女子由于处女膜比较宽松，也不一定非要在性交中出血不可，处女膜也可以保持基本完好；一些参加竞技的女运动员、剧烈手淫或者会阴部位的猛烈撞击也会让女子过早地丧失了处女膜的完整性。另外，处女膜破裂后的情况也会因人而异，不痛或点滴出血甚至不出血的情况也时有发生。国外报道，40%～50%的处女，在初次性交时并未能出血，也不感到疼痛，国内的研究结果也类似。

在今天的社会里，婚前性行为已经不再"新鲜"，意乱情迷的女子做出一些超越友谊的举动已经不是偶然事件了，而手淫更是小巫见大巫了，人们已经在潜意识中比较接受了这种性行为方式，那么许多人为什么还要如此看重处女膜呢？处女膜又怎么能够替代真实的感情呢？这也是为什么个别女性通过处女膜修补手术或购买人造处女膜而欺骗男人的情感，并一再地得手的重要原因。事实上，生理上的童贞远不是女人的"一切"，也不是一生全部情爱所系。婚姻的真谛不在于身体的占有，而是两颗心的相互忠贞，是在相互奉献中获得和不断升华。处在妙龄的青年男女不妨选择一下，是爱情重要，还是那层东西重要！

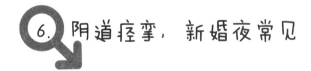

6. 阴道痉挛，新婚夜常见

在即将成为一个幸福快乐的新娘之前，许多女性都会沉浸在对幸福生活的憧憬和遐想之中，但也会存在一些惶恐可不安，例如有的女性会无意中听说，有人在新婚夜会发生阴道痉挛，会十分痛苦，因此而很担心，不知道这是不是常常发生的事情，有没有办法可以避免或自行缓解？

阴道痉挛确实多发生在新婚之夜，一般指在性交时，阴道口或阴道周围的肌肉产生强烈和持续性的收缩，使阴道口及阴道狭窄，出现阴茎无法插入阴道或插入阴道后不能拔出的现象，后者极为罕见。

引起阴道痉挛的原因有很多，除了少数生理性原因，一些女性由于对性行为缺乏合理的认识，如害怕性交时被刺痛或失控、害怕被男子控制、害怕妊娠等原因，因此会对性生活存在一定的恐惧心理，产生意识上的过度紧张反应，体现在生理上就是阴道痉挛。初次性交时盆底肌肉收缩，疼痛无法忍受，阻止阴茎插入，常会影响到婚姻和谐。因此，要想避免阴道痉挛首先应做到防患于未然。女性应对性知识有一个全面科学的了解，性交前消除忧虑、紧张的情绪，不要胡思乱想。而对男性来说，新婚之夜更要爱护、体恤对方，性爱前多做抚摸、亲吻等前戏，逐步引导女性进入状态。动作不可粗暴鲁莽，也不应急于求成，要多照顾女性的复杂情绪，循序渐进，才能收到不错的效果，也避免了尴尬。

如果女性在初次性交时发生阴道痉挛导致无法插入，男方也不应泄气，可多进行温存爱抚等过渡动作来调节，再说一些温情脉脉的话来安慰她，令其身心放松。同时也可适当涂抹润滑油以防止阴道干涩加重插入的疼痛。

如果在阴茎插入后，发生阴道痉挛而导致阴茎嵌顿，无法拔出阴茎的尴尬情况，双方都不必过于惊慌害怕。越是着急想要停止性交并拔出阴茎，而阴道却因紧张仍在收缩，甚至产生更加强烈的收缩，可能会适得其反。此时，一定要尽量完全放松，采用深呼吸。或者俩人相拥而卧，说一些知心话，以转移注意力，等到性兴奋逐渐降低，肌肉也会松弛，阴茎疲软，自然就能顺利拔出阴茎。女方也可调整体位，如仰卧抬高双腿让阴道自然松弛。由于可以在相当长的时间内，阴茎并不会因无法拔出而造成缺血坏死，因此不必过于惊恐担忧。

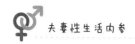
7. 新婚性交痛，阻碍了丈夫的插入

"我结婚将近一个月了，却没有过一次真正的性生活。每次我总是很紧张很怕痛，也许心理因素但确实有些痛，老公每次都怕伤着我不敢太用劲，所以总没有完全进去过。加上我又没有任何经验，不知道是体位问题还是生理原因，有两三次勉强进去一些了却没有完全插入，我没有任何快感反而感觉小腹胀，下面有些疼。为何我的生殖器官难以进入，是生理原因还是别的原因？"

新婚初期的性生活圆满固然很好，但由于有许多的"不利"因素，例如新婚夫妇缺乏性知识、彼此身体条件不太熟悉、紧张、害羞和恐惧等，性生活过得不好的夫妻还大有人在，遭遇尴尬的情况也较多，并不稀奇，但这却给"当事人"的心理和夫妻感情投下了一层厚重的阴影。

在新婚蜜月时期，性交困难的最重要原因之一是对处女膜破裂的恐惧和由此带来的疼痛不适，可以让新婚女性紧张和不安而难以有满意的性表现，而且女性往往比较含蓄和羞涩而难以在性生活中充分放开。此外，由于行程繁忙劳累、休息不足等，使机体的抗感染能力有所下降，若没有做好清洁工作，容易合并感染，而女性的局部炎症，可以在性交时产生疼痛不适，是非常扫"性"的事。

因此，女方在性交时要尽量放松心情，缓和紧张情绪，适当地借助润滑剂等情趣用品，可以使阴茎比较容易顺利地进入阴道，减少小腹胀痛感。处女膜破裂后，可以有轻微疼痛和少量出血，但问题不大，几乎所有的女性都可以耐受，与性交带来的巨大的身心愉悦相比，这毕竟是微不足道的。此外，要保持良好的卫生习惯，性生活前后进行局部清洁。好在新郎很理解新娘的紧张、焦虑和不安，用理智控制自己的热情，并用温柔体贴的行动来化解妻子内心的困惑，这让女性好过了许多。

如果经过一段时间的磨合后仍然不能有明显的改进，则需要接受必要的检查，看看是否存在生殖道的发育异常或严重的炎症，可以经过适当的治疗而获得改善，同时还能直接得到专家的性技巧咨询。

8. 结婚后还保留自慰的习惯好吗

某些女性在结婚以后仍然保留婚前的手淫习惯，尽管她们的老公大多数的时候也可以让她们达到高潮，但还喜欢手淫的感觉。

由于各种原因造成了夫妻双方对性的要求程度可以是不同的，其中的一方可能要强一些，另外一方相对弱一些，那么对于性要求较强的一方，寻求解决多余性能量的方法和手段时选择自慰（手淫）是最简单、方便、经济且无害的。因此，婚后仍然有自慰行为的家庭并不在少数，也没有必要大惊小怪，如来信咨询者提到的自己的性要求可能就比较强烈。

实际上，自慰还是许多不能过夫妻性生活情况下的重要补充措施，如夫妻双方中的一方工作太繁忙、患病、身体状态不适、情绪不佳、外出、性欲低下等情况下，性生活次数少，难以满足对方的生理需求时，都可以选择这种自慰方式宣泄多余的性能量。即使是夫妻双方的性要求没有差别，偶尔体会一下其他的性行为方式或者另类性方式，也无可厚非。

夫妻性生活中选择自慰方式解决性问题的女性并不在少数，这主要是因为社会性观念对男人相对宽容而对女性比较严格的影响，以及男女在性生理方面的差别所造成。

男人和女人在性兴奋和性反应上是具有一定差别的。一般来讲，30岁以后的男人对性的要求和能力逐渐降低了，而女方的性要求和能力却逐渐增强了，况且女性达到高潮和性满足本身就比男性困难。夫妻性生活中往往男人性交频度减少而女性要求强烈的主要原因也正在于此，这也是为什么许多男人因为难以满足女人的性要求而郁郁寡欢，并积极寻求医疗帮助的原因，也是一些女性不愿增添丈夫的烦恼而选择"部分地"进行自慰的原因。

实际上，手淫也是标准的性行为之一，女人偶尔为自己手淫而获得性满足也无可厚非，当然不能算做是异常，手淫具有独立性行为的价值，是标准的性行为方式之一，与性交具有同样的生理反应，善加利用可以弥补人们不能进行夫妻性生活的缺憾，同样可以宣泄多余的性能力。但是如果能够让自己在性生活中充分享受爱侣带给自己的在完全放松状态下的性高潮岂不更可取！因此，夫妻双方应该彼此共同努力，相互增进理解，而做妻子的最好还是要尽量争取与丈夫的"亲密接触"。在男人实在"无能"完成性交的情况下，也可以暗示丈夫为了自己的爱侣而进行适当的手淫，也是一种良好的补救措施。

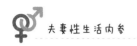

9. 只想拥抱不想做爱，我是性冷淡吗

女性在性生活过程中多数处在被动地位，对男性的性要求做出积极回应程度存在着明显的差异，其中不乏对性生活没有兴趣的女性。李女士的情况就特别有代表性，她向我们反映："我们一般半个月至一个月才做爱一次，而且每次还是在他的竭力要求下我才同意。做爱时，我也能幸福地感觉到快感的到来，觉得做爱是件很美好的事情。但是到下一次时，我又提不起精神来。我俩感情很好，每天的拥抱爱抚已经让我很满足，我真的对做爱兴趣不大。我该怎么办？"

男人和女人对性方面的要求是不完全一致的，许多情况下的男人处在主动和积极的地位，而女人则多处在比较含蓄和半推半就的被动地位。做爱本是一件"很美好的事情"，可以让夫妻双方"幸福地感觉到快感的到来"，毫无芥蒂地投入到愉悦的性爱之中可以让人心清气爽和精力倍增，也可以密切夫妻感情。

你们夫妻的感情很好这是让人羡慕的，但是再好的感情也需要不断地巩固和强化，如果你每次在丈夫"竭力要求下"才勉强同意做爱，又往往"提不起精神来"，逐渐地会让男人感觉到愉快美好的性生活改变了味道，具有施舍、勉强和应付的成分，这会让男人很没有面子，也很扫兴，有时甚至可以败兴，必将严重地伤害到丈夫的自尊心和夫妻感情，并可能导致性功能障碍和婚外情，使得原本美满和谐的夫妻生活蒙上了一层阴影。对丈夫性要求反应淡漠的妻子的态度就更加让男人望"性"而却步，而这刚好是夫妻生活的大忌和危险信号，其中可能蕴藏着潜在的危机，而所有这些后果是男人和女人都不愿意看到的。

男子性功能障碍发病原因除了自身因素外，来自女方的因素亦不可忽视。凡是能引起男人不快的女方因素都可能导致男人性功能障碍。实际上，有一些性不和谐，并因此导致的男人的性功能障碍是要由女人来负责任的，男人的这种"事"跟女人有直接关系，最棒的男人遇到性冷淡的女人也没辙。

许多不良后果的发生往往不是一蹴而就，而是由生活中的许多不利因素一点一滴地累积所逐渐引发，是错综复杂的。因此，生活中的女人为了永久地获得性的愉悦，要在生活中的诸多方面多加留意，不要不拘小节，以免丧失"性"福而后悔莫及。只拥抱而不做爱是否属于性冷淡问题的结论并不重要，重要的是让丈夫满意，或至少不那么尴尬或难堪，而又不违背自己的行为规范和准则，应该不是那样难以做到的。你会在爱你的丈夫的激情中慢慢地深爱上这种"激情"，也会在性爱中逐渐地由被动而转为主动，一切都将变得那么合情合理和顺理成章。事实上，随着夫妻共同生活日子的延长，许多家庭的生活模式都出现过这种衍变。

10. 性惩罚是否属于性变态

一位自称是"一个任性的妻子"，在咨询信中询问："我有时在与丈夫过性生活时总想狠狠地咬上他一口。有时又对丈夫采取性惩罚，不让他和我同房。丈夫认为我的这些做法均是性变态行为，要我到医院去求医。请问，我的这些做法是否属于性变态呢？"

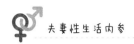

性惩罚是个别人用来惩罚配偶的一种手段，一般与当事人的性格特性有关，不应该属于性变态。但作为妻子，你可能会观察到自己的丈夫突然会莫名其妙地烦躁不安、态度蛮横、言不由衷地敷衍，对性生活没有兴趣，或者在性生活中突然出现的不佳表现。其实，这种情况的出现是采取性惩罚者迟早会遭遇到的不愉快，而这也许与你有关，可能是由于对丈夫的冷淡和拒绝所诱发，并且会因为丈夫的性焦虑情绪而容易诱发各种各样的性功能障碍，最终受害的将不仅仅是男人自己。

现代社会生活节奏加快，工作压力、生存竞争已经使男人们常常处于紧张焦虑的疲惫状态，如果妻子再对自己的丈夫进行"性惩罚"，进而增添"性焦虑"，那么丈夫的身心将难以承担如此的重荷。因此，生活中的女人为了长久地获得性的愉悦，要在上述的诸多方面多加留意，以免丧失"性"福而后悔莫及。

从生理角度讲，男人对性充满了向往和强烈追求，对妻子的正常性要求是可以理解的，因为男人爱的顶峰必然要转化为对性的渴求，这种渴求的分量与爱的分量同等重要。但是，男人的这种渴求却并不一定都能获得妻子的理解和支持，让男人担心会为了性生活而挨上妻子的责罚（狠狠地被咬上一口），甚至有的妻子可以将爱作为代价来"施舍"、"交换"或拒绝，往往让丈夫疾风暴雨式的性要求遭到冷遇，久而久之将会造成丈夫对性生活无法解除的忧虑和不安，当丈夫要求与妻子过性生活时，本该是顺理成章的事，却要先经过一番复杂的思考，权衡一下妻子的心态。这种过分的心理负荷，常会使丈夫求爱时提心吊胆，像是要完成一项重大的工作那样无比艰巨，沮丧、复杂、矛盾的内心难以言说，夫妻间因此而难以进行情感交流和性生活体验交流。一旦丈夫的心绪会变得焦躁不安、精力分散、工作效率降低、对家庭生活不再感兴趣、甚至出现心理障碍，还可能使得丈夫投入婚外情的冒险涉猎之中。

男人与女人在生理反应时速上十分不同，这是男人们无法根除的"毛病"。因此，男人在性生活上有些过格的要求是男人较为普遍的"缺点"。如果你的家里有一位细心而又敏感的丈夫，作为妻子，你一定要注意丈夫发出的性爱讯号（温馨的话语、神情的拥吻、轻柔的抚摸、体贴的问候、细微的关怀），并做出积极热烈的回应，不要因为自己的情绪、身体健康状况、环境等因素草率地拒绝丈夫；即或各方面条件不允许接受丈夫的性爱，也应该选择合适的方法帮助丈夫缓解性的渴求。否则，没有得到性满足的丈夫的心情会变得晦暗，身体上也感觉烦闷，将会有压抑不住的焦虑与期待。

男子性功能障碍常见的发病原因除了自身因素外，来自女方的因素亦不可忽视。凡是能引起男人不快的女方因素都可能导致男人性功能障碍。实际上，有一些性不和谐，并因此导致的男人的性功能障碍是要由女人来负责任的，男人的这种"事"跟女人有直接关系，最棒的男人遇到性冷淡的女人也没辙。

11. 难道我只是他的"性工具"吗

"做爱后，老公总催我去另外的被窝睡，说两人在一个被窝里睡着不舒服。每当这时候，我心里都会隐隐不舒服，难道我只是他的一个"性工具"，发泄完就没了价值？我很喜欢相拥而眠，那样感到安全又幸福。"

与相爱的人多接触、多温存，并能够像小鸟依人那样与心上人相拥而眠是所有的人都期待和渴望的，尤其是女性。然而，许多家庭主妇没有得到本应该得到的这种生活赐予。追究其原因，除了与夫妻间的脾气、性格和生活习惯不同外，缺乏沟通是最大的障碍。正如来信咨询中所提到的情况那样，女人对男人行为不满的反应仅仅局限在"心理会隐隐不舒服"，而并没有将其内心的想法说出来，仅根据自己的想法将自己比做男人发泄的"性工具"就更加没有道理了。实际上，绝大多数男人对他们的配偶是关心、爱护和体贴的，只不过是表达方式不同罢了，年轻男人不太喜欢太过"女性化"的温柔，这需要夫妻双方不断地沟通和磨合。老年夫妻彼此的关爱就要比青年夫妇到位得多，这当然包括了双方的感情投入、想法沟通，当然也需要时间，只不过良好的沟通和为对方多考虑的情感投入均可以缩短达到理想境界的时间。因此，建议来信咨询者将自己的想法和渴

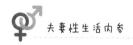
求直接告诉丈夫，也许一切的问题就都迎刃而解、烟消云散了。

男女的"性"情是有差别的，以下将女性的某些特点简要介绍，可以让男人了解自己心爱女性的诸多特点，在行为过程中稍加留意，就可能让女性倍加满意，并因此而密切夫妻感情，以免因为沟通和了解得不够而造成彼此的隔膜。

（1）女人更看重情爱：夫妻间的性结合毕竟是短暂的，而从中感受到的身心愉快才是深远长久的，而无情难有性。人类是感情动物，女人则更多是为情而生的，情爱可以激活性爱，而性爱又加深了情爱，夫妻生活总是在情爱和性爱之间达到灵与肉的和谐一体。在生活中我们也确实观察到，能够让女人动情的男人，可以激发女人的"性"情，甚至有时偶尔的一个深情凝视，几句温馨的语言，也可以成为有效的性刺激来源，让女人产生高潮样反应。所以，难以通过性交让女人满意的男人，不妨多培养夫妻间的感情，让女人为你而"性"致高昂。

（2）女人更容易感受爱抚：与男人性反应不同的是，女人的性反应并不完全集中在性器官上，而性器官以外的部位仍然可以感受到强烈的性刺激。所以，男人可以通过对妻子的紧紧拥抱、深情激吻、相拥而卧（眠）等方法，让妻子感受到男人的深沉而强烈的爱意，体验在丈夫身边小鸟依人般的良好感觉，容易激发高潮的到来和幸福、安全的感觉。

（3）女性的性高潮"走"的慢：女人的性高潮消退的比较缓慢，俗话说："完事后，事没完"。为纯粹性交而房事的男人，"完事"后喜欢独自酣睡而冷落了妻子，使妻子产生反感抱怨和痛苦的感觉。久而久之容易厌倦性生活，还何谈让女人"满意"呢。所以，在女性高潮后，男人加强对妻子进行抚爱的温存和呵护，可以让女人对男人倍加感激，因此而密切夫妻感情，由情爱而激发性爱，并可以部分地弥补早泄带给女人的不愉快。

最后，值得提出的是，夫妻双方是平等的，任何一方都不是，也不应该成为对方泄欲的工具，绝大多数家庭都不存在一方成为另外一方"泄欲工具"的情况。实际上，性生活是夫妻双方均需要积极参与的事情，需要双方体力、精力和感情的全方位投入。

12. 高潮来了切勿急刹车

青年姐妹们在一起私下谈起男女之事时的那种自豪和喜悦，让已经年近40的林女士感觉到很自卑，听到别人能够连续多次性爱并获得高潮，而自己却不行。她困惑地询问道："和老公做爱时，我总是先于他达到高潮，之后就不想做下去了，很想休息。可老公意犹未尽。看到书上说女人在一次性生活中可以有三四次高潮，可我为什么从来没有过。"

高潮的到来，也给人体带来了全身的高体力消耗，因此高潮后需要休息并不奇怪。但是，对于意犹未尽的老公来说，不能尽"性"却是一件十分痛苦的事情。在不十分违背自己意愿的情况下，适当配合一下丈夫的需求来宣泄他的性能量，应该是不太困难的事情，否则天长日久难免让丈夫发出怨言，甚至产生不良情绪而影响夫妻感情，更有过激者还可能"逼"出婚外情来，这种情况在青年夫妻间更常出现，值得重视。

如果你觉得高潮出现得过早、走得过快，为了协助丈夫尽"性"而需求改善性活动，有许多办法可以帮助你扭转局面。例如可以选择在性交前局部使用表面麻醉剂，使得局部组织对性刺激变得不敏感，减少阴道等敏感部位的感觉输入，达到延长高潮潜伏期的目的，因此可以期待高潮来得迟一些、强烈一些。你还可以指导性伙伴，让他在性交过程中的抽动频度和幅度减小一些，尽量避免对敏感部位的直接和强烈刺激，同样可以达到后延高潮的目的。

性生活中没有获得过多次高潮，并不等于你没有这个本领，而更可能是你没有尝试或没有努力。处在精力充沛、激情亢奋阶段的青壮年夫妻，完全可以要风得风、要雨得雨，在身体状况和精力都允许的情况下，大胆地进行多次性高潮的尝试和探索。在性伙伴的配合下，你也可以选择在第一次性交后立即再次进行性交，亲身体验一下再次高潮，甚至高潮迭起的销魂感受，可以将夫妻性生活发挥得淋漓尽致，进一步体会其中的无穷乐趣和奥妙。

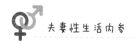 13. 性爱中的姿势越多越好吗

一些女性认为：做爱时候的姿势越多，性生活质量也越好，到底是不是这样的呢？

适当地使用一点性技巧，改变单一的性交方式，的确可以提高性兴奋性，改善性生活质量，例如变换性交体位，女上位可以让女方做一回主动者，这还有助于克服男人的早泄，也是妊娠女性经常选择的性交姿势；侧位性交、女仰卧而男站立位性交也都被频繁选择，并可带给痴情男女不同的性感受；让女方在性交过程中抬高男人的睾丸和阴囊，并向会阴部适当挤压，可以提高男人的性快感，促进射精和高潮的到来，等。因此在人们的眼里，那些性交姿势层出不穷、花样翻新的夫妻似乎能够体验到更加美妙的性感受，并让许多夫妻艳羡不已，使得他们也在不断地尝试新的性交姿势，以期盼得到极品乐趣。

值得注意的是，别样的感受却并不一定是最良好的感受。并不是所有的性交姿势都能够让性生活锦上添花，也不一定为夫妻双方都完全接受。因此，选择性交姿势应该根据夫妻间的共同需求和爱好而决定，而且每对夫妻都应该摸索出最适合自己的姿势，主要选择彼此都喜好的一两种姿势进行性交；在彼此都有情趣时，可尝试其他性交姿势带来的不同感受，或许可以摸索出可以替代常用性交姿势的新花样。

实际上，提高性生活质量的方法绝对不仅仅局限于改变性交姿势这一个方面，恩爱夫妻完全可以通过相互体贴和尊重、密切配合、消除不良心理因素等，在轻松的氛围中完成性交，即使是仅采用最传统的性交姿势，也都有助于提高性生活质量。

14. 性爱中阴道不敏感，应该怎么办

经常会有女性咨询自己的阴道不敏感，做爱的时候感觉不大，并希望能够有什么方法可以改善。

女性性成熟后，阴蒂通常是最敏感的区域，在正常女性的性反应中，阴蒂的敏感性是个极为重要的因素，阴蒂的兴奋作用可以带动阴道的敏感性，只有阴蒂与阴道均产生明显反应，才能在性高潮中充分发挥作用。

阴道是性交器官，阴道壁由于较多的横纹皱襞，伸展性能良好，可以容纳性交时阴茎进入阴道，并在阴道内射精；性兴奋时，阴道周围小血管高度充盈，并有液体渗出产生润滑作用，是让性交顺利完成的重要保障；阴道下 1／3 段则受阴部神经支配，是阴道内最重要的动情区，阴道肌层在性交达高潮时可产生节律性收缩，导致性交时的快感，成为传输性感受的重要器官。加强阴道刺激具有激发性高潮潜能的动情感觉，能够通过刺激阴道敏感区域而体验到愉悦快感的妇女要比那些缺乏这种感觉的妇女更容易得到生理上和心理上的性满足。因此，阴道对于女性来说具有重要的意义，阴蒂与阴道的共同作用产生性高潮的感觉要比只涉及阴蒂的强烈得多。这种性高潮是刺激阴道前部的内壁产生的，它同时伴随着子宫、阴道、骨盆器官的收缩，是一种完全出乎意料的独特"性"体验。如果阴道不敏感，做爱的时候感觉不大，久而久之可能导致女性的性冷淡，指的就是性反应受到抑制，学术上亦称为性感麻痹，需要认真对待。

在进行阴道敏感性调整之前，应该初步明确造成阴道不敏感的原因是什么？主要包括①某些内分泌激素水平紊乱，例如雌激素水平过低等，造成性欲低下和性兴奋时阴道分泌液减少；②性观念保守，不愿意进行性生活方式方法的多种尝试和改进；③阴道不敏感；④夫妻感情问题；⑤丈夫存在性功能障碍（勃起不坚挺和射精过快），难以给予阴道足够强烈的刺激。

可以根据具体情况采用相应的措施来改善阴道的敏感性，如补充"性爱"激

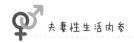

素、改变性观念、协调夫妻情感纠葛、治疗丈夫的性功能障碍等。下面是一些非特异性的改善阴道敏感性的方法，主要包括：

（1）感情调节：人是情感动物，愉悦的感觉才是性交过程中最重要的。通过密切夫妻感情，可以激发女性的全身性敏感区域的感受性，当然包括增进阴道的敏感性。性交过程中，夫妻双方都必须做到集中注意力，肌肉适当松弛，避免负面情绪。情绪不佳、疲劳、精力不充沛、性前戏的时间和方法欠缺、相互信任程度不够，以及共同的生活经历都会影响性高潮的感觉。

（2）适度使用辅助品：女性可以在性交过程中利用一些有效的辅助品，例如适度的使用润滑剂，一来可提高阴蒂的敏感度，使得在过程中比较容易体验高潮带来的乐趣，另一方面，可以让女性的阴道在性爱过程中增加滑顺，使得阴道不致因过于干燥在摩擦时产生不舒服的感觉。

（3）丈夫陪练：男性可以通过手淫或性交的方法帮助女性建立阴道的敏感性。有人发现在对阴道壁施以手指刺激的同时，通过受试者下腹部向下施加轻度压力时可以持续产生达到高水平性唤起时的动情感受。操作者首先必须对阴道口充分的爱抚，阴道会分泌爱液来湿润阴道，才会有感觉，并且不会感受到不愉快后，然后才可进入阴道内，示指和中指插入阴道内，然后在阴道内进行爱抚，两根手指可以用插入、抽出或在里面交互运动等方式，给予女性刺激，而阴道所带来的感觉，会立即传入男性指尖。加强阴道刺激对性满足有显著意义，具有激发性高潮潜能的动情感觉，还能引起痛（不愉快）觉缺失。

（4）调整性交体位：在男女平等的社会里，我们迎来了"女上位"时代。女上位的特点是女方处于主动，为性生活增添了新意，女方可以随意控制插入的深度和"活塞"运动的频率，有利于根据女方的体力以及兴趣调整性交时间长度和姿势变化。男性可以抚摸女性的乳房或阴蒂或略做骨盆向上的运动，以迎合女性的主动性。还可以用女性后仰的方式，扩大男性耻骨与女性外阴的接触范围，以提高双方的性快感。

总之，充分的爱抚，加以较强的局部刺激可以帮助女性激发阴道的敏感性。

15. 产后阴道松弛影响性生活，应该怎么办

"生了大胖小子后的阴道很松弛，性生活时没有多少刺激的感觉，他也明显对我冷淡了。"这是许多为人母后的妈妈们的普遍担心的问题。

产后阴道松弛现象普遍存在。分娩过程中由于胎头过大造成阴道四周肌肉撕裂而变薄、在阴道侧切缝合时未能全面完整地缝合肌肉组织、产后营养不良以及缺乏运动等原因，均可以致使妇女的阴道口宽大、松弛，进而收缩力下降。在进行性生活时，失去对阴茎的"紧握"能力，还可能像拉风箱一样发出很大的响声，让人十分紧张，而产生一定的心理压力，并使夫妇双方的性快感下降，让初为人父母的欢喜大打折扣，严重时还可能导致夫妻感情淡漠，甚至家庭破裂，因此需认真对待。

那么，怎样才能改善产后阴道松弛现象呢？

首先，要保证必要的营养支持，如果过分节制饮食或偏食，肌肉将会因为缺乏必要的营养而变得很薄，起不到应有的支持作用。其次，积极进行产后骨盆肌肉的恢复性锻炼非常重要，产后要在医生的指导下尽早进行适当的运动，并可做产后保健操。保健操包括：卧式锻炼（靠床沿仰卧，双腿挺直伸出悬空，双手把住床沿，双腿合拢，慢慢向上举起，向上身靠拢，双膝伸直。当双腿举至身躯的上方时，双手扶住双腿，使之靠向腹部，双膝保持伸直，然后慢慢放下，双腿恢复原来姿势。如此反复6次，每天一次，可常年坚持）和立式锻炼（站立，双腿微分开，收缩两侧臀部肌肉，使之相挟，形成大腿部靠拢，膝部外转，然后收缩括约肌，使阴道往上提的方向动）。经过一段时间的锻炼后，阴道周围肌肉张力提高，阴道松弛就会改善，提高阴道的挟缩能力，借以掌握夫妻同房时的舒缩能力，使性生活和谐、美满。

对于严重的阴道松弛者，可以考虑进行阴道紧缩术，这在国外是十分普遍的

妇科整形术，通过去除阴道口内 3～5 厘米的阴道黏膜皱襞（或者"横切口，纵缝法"），然后紧缩缝合黏膜，即可达到缩紧阴道的目的。

此外，夫妻生活不仅仅是性生活，而性生活也绝对不仅仅指性交。通过密切夫妻感情、增进彼此的理解和多种形式的亲密接触，也可以缓解夫妻间的紧张关系，减少由于产后阴道松弛而给夫妻双方带来的"不快"。

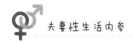

16. 我的下面很干，让他没了兴致

"我和丈夫的性生活一直都很好，可是最近他总说我下面很干，让我也很没兴致。出现这种情况是什么原因，如何治疗呢？"

阴道干涩让许多女性痛苦而又难言，她们常常会感到阴道干巴巴地不舒服，性交时还会有灼热疼痛感，是一件很败"性"的事情，丈夫也会因此而"性"趣索然，严重者必将影响夫妻感情。除了个别人外，多数女性的阴道干涩事出有因，而我们也不是束手无策。

生理情况下的阴道内靠白带保持一定的湿润度。白带是从女性生殖器官各部位分泌出来的黏液及渗出物混合而成，包括①阴道前庭的巴氏腺的分泌液具有润滑功用，是为了性交作准备，美其名为"爱液"；②宫颈口腺体乳白色像鸡蛋清一样的分泌液，受卵巢雌激素的影响；③子宫内膜分泌或阴道黏膜渗出的透明黏液；④阴道会分泌白色酸性黏液。在性刺激及性兴奋过程中，来自子宫颈的分泌液、阴道壁充血所形成的渗出液以及阴道口的前庭大腺分泌液将明显增加，让阴道的润滑达到相当高的程度，使性交过程愉快、顺利。如果性兴奋程度不充分，这些润滑液便分泌的少了，甚至不分泌，因而阴道得不到润泽，容易出现阴道干涩出现。实际上，产生阴道干涩的原因十分广泛，包括心理因素、生理因素、性生活因素等，往往许多因素同时存在、相互交错，共同起作用。

例如，女人常会因为环境（场所不够隐秘）、心境（烦躁不安、对性交缺乏心理准备）、身体健康状况（过度疲劳）、感情生活（夫妻不和、婆媳不睦）的变化而影响到性情趣，种种心理压力让性交毫无浪漫与激情可言，都有可能在我们心里播下不愉快的种子，在潜意识之中抗拒性爱，并造成性欲低下、性唤起迟滞、性反应迟钝。性交过程中的"前戏"不足，女方心理准备不充分，也让阴道内难以有充分的润滑液"供应"。男人对阴道干涩也负有一定的责任，男人的性功能障碍，使女人难以得到性满足；粗暴的性交让女人因疼痛而恐惧性生活，久而久之对性生活产生厌倦或反感，难以激发起激情，分泌物自然减少，阴道干涩在所难免。

年轻女性的内分泌失调，主要表现为卵巢制造雌激素功能的欠缺、孕激素和泌乳素含量升高等；临近更年期妇女的阴道干涩与年龄相关的卵巢功能衰（雌激素迅速减少）和雄激素低下有关，都可能造成生理性阴道干涩，通过抽取静脉血进行激素测试便可确诊。某些药物，如降血压药、抗胆碱药、抗组织胺药以及镇静剂等，都可以导致阴道分泌物不足。此外，感染了白色念珠菌，或巴氏腺堵塞也可让女人阴道干涩。

在经历了"对号入座"后的仔细分析，一旦找到阴道干涩的原因，"对症下药"的调适或施治常能奏效。

改善阴道干涩常常需要夫妻间的共同配合，夫妻间进行性协调、改善性生活技巧是治疗的基础和重要环节，许多阴道干涩的女性单纯使用这些办法就可以完全有效。女方要在性交过程中积极参与、主动配合，以免无关的杂念使注意力涣散，导致性兴奋度降低；交流性感受、加强性刺激，主动提示性伴侣希望性刺激的部位及强度；适当配合性幻想等。丈夫要多理解、体贴和有耐心，切忌性急粗鲁。尽量避免使用一切减少阴道分泌的药物。

中老年女性如果存在内分泌失调，通常是雌二醇水平低下、泌乳素和雄激素水平紊乱，通过适当地补充雌激素、调整泌乳素和雄激素便可。常用的雌激素制剂包括己烯雌酚、含有动物激素的羊胎素和胎盘制剂，以及新近上市的欧维婷等。利维爱可以同时调整中老年妇女体内的雌激素、孕激素和雄激素水平，也具有改善阴道干涩的作用。使用任何药物时都应在专科医生指导下，注意低剂量、

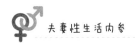

短时间使用。适当配以维生素 E、中成药、天然植物雌激素（大豆异黄酮）效果会更好，具有较明显地改善阴道干涩的效果。

此外，部分妇女可能需要使用额外的润滑液来让您在性交时感觉比较舒服，选择润滑剂时要使用"水性"而非"油性或含药"的润滑液，以免造成伤害。性交前在阴道口附近或里面直接涂抹适量的无害润滑剂可以明显改善阴道干涩状况，也可以同时将润滑剂涂抹润在您伴侣的阴茎头部，很多夫妻会把这个当成"前戏"的一部分，让美好的性体验不再因为"干"而"涩"。

17. 突然没了"性"趣，如何应对

对于人类来说，性是一生的事情。在漫长的人生旅途中的性会遵循一定的变化规律，性欲望和性功能将由微弱逐渐增强，并达到顶峰，随后将逐渐降低。在这个漫长的过程中，也可能会出现短时间内的剧烈变化，并引起强烈的焦虑、不安等不愉快情绪。35 岁的孙女士就向我们反映了她的这种变化："最近不知道为什么总没有性欲，老公都怀疑我有外遇了。每次他想做爱时，我都会拒绝，这让他很扫兴。为此我们经常吵架。我该怎么办呀？"

没有"性"趣，在医学上叫作性欲低下，是指缺乏或减少对性生活的主观愿望，不愿意过性生活，甚至拒绝丈夫的性要求，并因此而造成夫妻关系紧张。

由于夫妇可能间存在着性欲的差别，部分夫妇间的性欲差别甚至可能会很大，如果夫妇双方对这种差异都能接受并很好地协调，对夫妻生活没有产生负面影响或内心冲突，这种差异就不会成为问题。但是咨询者的老公显然已经意识到因妻子缺乏性欲而觉得很扫兴，并影响到夫妻关系（经常吵架），是值得认真对待的问题。

造成性欲低下的原因很多，主要包括精神心理因素、生理因素（内分泌功能紊乱等）、内外科疾病及化学药物等的影响，并以心理因素为主。任何破坏女性

激素内环境的因素，例如自然绝经，手术或药物诱发的绝经，内分泌疾病，营养过剩与过度肥胖，化学因素（某些降压药、镇静剂、酒精、嗜烟、大麻等）等，都可以导致女性的性欲低下。夫妻间缺乏性交流和性技巧贫乏以及年龄老化造成的不良心理因素也容易产生性欲问题。咨询者不妨自我对照一下或寻求医疗帮助，看看是否存在上述的诸多不利因素，并加以克服，则可迅速恢复性欲及和谐的夫妻生活。

实际上，短期出现没有性欲的原因也许并不那么复杂，很可能来自于生活中的某些不和谐因素所致，如夫妻间为生活琐碎事情发生的不愉快和心情不佳、工作紧张而充满压力、居住环境差、酗酒、嗜烟等。适当进行调整，如协调夫妻感情、缓解工作压力、让居住空间温馨浪漫、改变不良的饮食嗜好等，多可奏效。

18. 近来一直性冷淡，这与经常用某些药物有关系吗

药物是否会影响到女性的性欲始终困扰着部分女性。一位34岁的女性咨询近两年来一直性冷淡，希望了解这跟她经常用一些眼药水是否有关系。

性冷淡是指女性的性反应受到抑制，难以（或完全不能）在性交过程中达到高潮，亦称性感麻痹。据调查，女性性冷淡的发生率较高，三个女性中就有一个存在性冷淡。女性性冷淡的原因很多，生活中的某些不良经验和体验均会损害女性达到性高潮的能力，常见的病因包括精神心理因素、缺乏性知识、夫妻感情不好、身体功能状态差、患有疾病或服用药物等，当然也可能包括眼药水。至于眼药水是否真的是这位女性性冷淡的直接罪魁，还需要分析和判断，毕竟绝大多数的眼药水是抗生素类和抗过敏药物，理论上讲是不太容易对女人的性活动产生明显影响的，但是由于眼疾所造成的睡眠和情绪障碍，以及眼疾的诱发因素和使用的其他药物却可以与眼药水直接挂钩，将性冷淡的原因归结于眼药水也就好

理解了。

关注性生活就是关注自身的生活质量，性生活是人的本能和需求，是一种既可以缓解紧张焦虑情绪又带有享乐色彩的活动。那么，既然已经认识到了自己有性冷淡的毛病，为了夫妻间的长久"性"福，就应该进行积极地加以克服，现代的性医学已经给女性带来更多的治疗选择，为不"性"的女性解困。由于女性性冷淡的原因较多，对于患有性冷淡的女性来说，除了要改变性观念、进行必要的性心理咨询与矫正、密切夫妻感情等方面的一般性调整之外，有效治疗应该是针对病因进行的，因此可以根据自身的问题进行对症治疗，包括停止使用眼药水看看是否奏效，必要时可以咨询专业医生适当服用一些药物。此外，争取到配偶的支持与体贴，是成功治疗的基础与重要保障。当妻子出现这种情况后，丈夫应当与她一起找出真正产生身心障碍的原因，予以有步骤地解决。

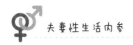 19. 为什么每次性生活后的几天都有尿急尿频的症状

每次性生活后都会出现尿急尿频等排尿刺激症状，有时使用抗生素也不见疗效，可能是患有泌尿系统的感染性疾病，也可能是生殖器官发育上的问题，常常会让女性产生烦躁和恐惧情绪，并担心以后的性生活会给自己的健康带来麻烦。

女性的尿道短而宽，尿道距离阴道和肛门较近，尿路上皮细胞对细菌的黏附性和敏感性高，月经血也为细菌繁殖提供了良好的培养基。由于这些解剖结构和生理特性的差异，如果不注意卫生，性生活时易将寄生在尿道口周围的病原体带进膀胱，引起膀胱炎，主要是来自于直肠或阴道内的大肠杆菌引起的非特异性感染，性交过程中来自于性伙伴包皮和尿道内的病原体也可能参与女性泌尿系炎症的发生。如果诊治不及时，膀胱内的细菌会逆流而上，进入肾盂和肾实质，引起肾盂肾炎，严重者可致命。此外，尿道外口的形状异常（处女膜伞等）、尿道外

括约肌痉挛、尿道远端周围组织纤维化等疾病或异常，也容易让女人在性交后得泌尿系感染。尿路感染可通过临床检验有真性细菌尿来确诊，生殖器官发育问题需要接受专科医生的检查来确定。

　　单纯依靠"消炎药"来防治女性泌尿系统感染不是万能的好办法，事实上也证明了多数类似情况下使用抗生素的效果不佳，应该从根本上解决问题。所以，讲究性生活卫生十分重要，平时要保持良好的健康状况，避免在过分疲劳或患病等机体抵抗力下降的情况下过性生活；保持稳定的性交频度，切忌性生活过频；每次性生活前后双方都要对"重点"部位进行彻底清洗，要养成用肥皂清洁的习惯，避免过分采用消毒液清洁会阴部而造成的菌群失调和抵抗力下降，易发生感染；性生活之后女方最好排尿一次以冲刷尿道，可以明显减少这种与性交有关的泌尿系炎症的发生率；如认为尿路感染的再发与性生活有关者，也可于性生活后立刻口服一个剂量的抗菌药物。生殖器官发育问题需要到专科医院进行矫治。

20 每次性生活后都会有少量的出血，是怎么回事

　　造成性交后阴道少量出血的原因较多，要逐一分析，区别对待。

　　最常见的原因是女性患有泌尿生殖系统的炎症性疾病，主要是患有阴道炎、宫颈炎、子宫内膜炎、附件炎、盆腔炎等的女性，在进行性交时，由于阴茎的刺激和盆腔组织充血肿胀，可以造成局部的损伤、少量出血和血性渗液。患者可伴有体温升高、下腹部疼痛、局部红肿、压痛等。

　　女性生殖器官也是肿瘤的好发部位，其中最容易引起出血的是子宫的良、恶性肿瘤。

　　有的妇女月经周期不准，尤其是好发生在妙龄少女和即将闭经的女性，月经未干净就性交，也会出现性交后的流血现象，但这不是真正意义上的出血。

　　此外，由于外阴部血运丰富，皮肤及黏膜下组织疏松，受伤或充血肿胀后容

易出血。所以，因性交过于激烈，巨大的摩擦也会造成局部的损伤而引起出血，多发生于新婚处女膜撕裂伤、宫颈糜烂和宫颈息肉者。更年期女性，由于激素水平的改变，造成阴道黏膜干涩，性交时容易因摩擦而引起不适或损伤，阴道内的小量出血也不少见。

阴道和子宫腔内的异物，例如不匹配的宫内节育器，在性交的刺激下可以诱发子宫内的刺激和损伤，引起小量出血。

比较罕见的情况下，性交后阴道少量出血的血液可能来自于男性，是男性精液内带有血液（血精）造成的。

无论是何种原因引起的性交后阴道少量出血都应该认真对待，最好接受专科医生的诊治，积极寻找出血原因，以免延误诊治时机，待明确原因后，采取针对性的措施，多可恢复。

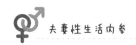 21. 他的气味就让我很兴奋、动情，为什么

虽然人类可以通过视听获得性信息，但在"性"方面，嗅觉仍然起重要作用，具有明显的"动物本能"特性。与多数动物一样，每个人身上都有一定的味道，是通过皮肤散发出的大量生物化学物质，再加上皮肤表面细胞的代谢产物和细菌排泄物的混合而形成，构成了人的自然气味，即"体香"，它可以向周围人传递信息，并影响他人的基本行为。

除了一般的味道外，男人的生殖器周围及腋下的腺体可以产生类似麝香的雄酯酮的气味，出汗时也会发出这种气味，它的味道具有强烈吸引异性的作用；男子射出的精液更加有一种浓烈的特殊气味，与性欲和性行为有关。多数男性闻不到自己身体上的这种气味，而女人对气味的感觉要比男人灵敏得多，特别是年轻妇女，可以让某些女子觉得幽香、沁人心脾、令人兴奋。例如，两性之间之所以能够相互吸引的原因之一就是受到某种"气味"的影响。此外，人体的气味还具

有神秘的功能，特别是男性的气味有助于保护女性身体健康和生殖健康。因此有人认为男性气味具有商业价值，并计划将其制成雪花膏或香水，让它服务于妇女。

由于后天的饮食嗜好、衣着、使用化妆品和洗涤剂等的不同，使得每个人都有自己独特的气味，就如同每个人都有自己的指纹一样。女性的嗅觉灵敏，尤其在排卵期间，她们能嗅出一米外微弱的汗"嗅"，对自己钟爱男子的"体香"尤其敏感。配偶身上的独特气味与美妙的性交体验紧密结合，使得女人对男人的气味具有了明显的独特性和专一性，一个女人如果真心爱上一个男人的话，她会连他身上的气息也爱上的，就是常说的爱屋及乌。

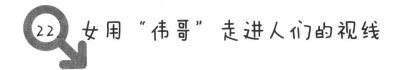

22. 女用"伟哥"走进人们的视线

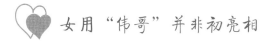

女用"伟哥"并非初亮相

男用伟哥（万艾可）问世以来，数百万"痿君子"已经受益，众多深受性功能障碍困扰的女性也渴望能够有女用"伟哥"来拯救她们的生活，但是多年来一直很难发现具有这种神奇功效的药物。在国内男用"伟哥"即将形成"三药（万艾可、艾力达、希爱力）鼎立"的局面之即，一种悄然准备上市的女用"伟哥"又引起了社会的不小震动。这种名叫"芳诺"（Femprox）的外用乳膏是由美国新泽西州的尼克美（NexMed）制药公司研制，中美合资开发的，用于治疗女性性功能障碍，可以充分唤起女性的性冷淡，让女性摆脱性意识缺乏的痛苦。"芳诺"是一种改变剂型和扩大适应证的新药，其主要成分为前列腺素 E_1（通用名：前列地尔，alprostadil）。尼克美的男用前列腺素 E_1 乳膏"比法尔"成为全球第一个获准上市的治疗男性勃起功能障碍的外用乳膏，国内媒体称之为"外用伟哥"，早

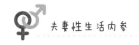

在 2001 年就成功地在中国上市。

"芳诺"和许多人熟知的"伟哥"（万艾可）一样，原来也是用于治疗心血管疾病的，但是在治疗中医生们却发现这种药物有着较好的诱发女性性唤起的功效，因此开始了相关的研究。但目前尚无法确定这个药物是否有效，要等待最后的研究结果。

由于女性性功能障碍的基本病因之一是激素水平异常，相当多的患者是睾酮水平低下，因此一些制药商在这方面进行了尝试。目前研制出来的一些治疗女性性功能障碍的药物，除了激素替代治疗（只能让极少数因为阴道干涩而产生性功能障碍的女性有所受益，可以缓解更年期症状、增强阴蒂敏感性、提高性欲、消除性交痛，但对于大部分性冷淡的女性并没有显著效果）外，所有的药物均处在临床试验阶段。虽然理论上讲，女性的性问题比男性还要多，但鉴于各国的国情，相关宣传和治疗女性性功能障碍的艰难，世界上尚没有一种专门治疗女性性功能障碍的上市药物。

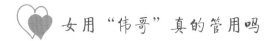 女用"伟哥"真的管用吗

女性性功能障碍原因十分复杂，包括医学（激素水平紊乱、药物不良反应和全身疾病）、心理社会（抑郁、焦虑、性创伤）等方面的诸多因素，有效治疗应该是针对病因进行的，而非女用"伟哥"可以完全胜任的。从性反应周期的角度，女性性功能障碍分为性高潮障碍、性唤起障碍、性欲低下和性厌恶，可以仅表现出一种障碍或集多种障碍于一身。其中较为常见的异常之一是性唤起障碍，指即女性在性活动的激发过程中，甚至到性活动完成时持续或反复地、部分或完全不能获得或维持性兴奋的阴道润滑和肿胀，并引起精神痛苦，主要表现为缺少主观性兴奋、生殖器润滑、肿胀或其他机体反应。

女性生理反应与男性不同，性器官所受的刺激和产生性兴奋感之间没有必然联系，因此药物并不能很好地解决女性性功能障碍问题。此外，女性性征复杂，在对于性反应生理方面的基本理解还不完善的时候，就进行药物研究是十分困难

并令人难以想象的。导致女性性功能障碍的原因除了疾病、服用降压药或抗抑郁类药物以外，更多的是环境和心理因素。家庭关系、经济压力、工作不顺、照顾孩子等引起的疲劳和沮丧，恐惧怀孕、害怕性生活为外人窥视、性交疼痛等，都可能诱发女性性欲缺失。女性性功能障碍最根深蒂固的原因是心理因素，因此不会有哪一种药物能够让女人随时随地激发情欲，女用"伟哥"只对极少数人有效。

 ## 治疗女性性功能障碍的选择很多

由于女性性功能障碍的临床类型较多，即或是同一个类型的性功能障碍，其病因也不尽相同，单一药物或疗法也往往难以奏效，没有任何一种药物对各种类型和每个女性都有效果的"通用"女用"伟哥"。因此在治疗之前，一定要弄清楚造成女性性功能障碍的主要原因，例如是否有激素水平紊乱问题？是否正在使用抑制性功能的药物？是否患影响性功能的躯体疾病？是否有精神问题和心理创伤，尤其是性创伤经历？是否存在错误的性观念？等。针对不同的病因，采取相应的措施，就可以达到比较满意的效果。这种治疗女性性功能障碍的药物和方法选择很多，不一定非要选择女用"伟哥"。女性依然可以通过其他方法来达到治疗目的，其中包括调整能够影响性欲的激素水平等。不论"女用伟哥"是否最终能够得以成功地上市，女性患者都不用着急，除了药物以外，她们还可以有很多选择，例如与伴侣多沟通、运动、接受心理咨询、使用润滑剂、观看情色录像等都可以起到积极作用。现代的性医学已经给女性带来更多的治疗选择，为不"性"的女性解困。

 ## 好丈夫是女人最好的女用"伟哥"

对于女性的性功能来说，无论存在器质性因素与否，心理因素始终起着决定性的作用，情绪和夫妻关系明显影响女性的性唤起和性反应，妇女因为缺乏自信和夫妻关系不融洽等问题出现的性欲低下是不能通过药物来解决的。因此，有一个善解人意的好丈夫是女人最好的女用"伟哥"。追求美满和谐的性生活有赖于爱侣双方的情感交融，一定要有良好的感情基础和心态，在感情上做到水乳交融，将性爱与情爱融为一体。在性生活中主动、默契地配合，密切协作，共同充当"二重奏"的主角。毕竟激情是点燃女人情欲高潮的 100% 的女用"伟哥"，最高级、最通用的提高性功能的方法不是依靠药物，而是心灵上的，是尽可能多地把爱慕、依恋、亲密和关心的真情倾注和浓缩于夫妻性生活之中。

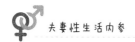

23. 规律性爱让女性更聪明

老年女性是否还应该有性生活、性生活对她们有多大意义、她们应该怎样过性生活等问题一直争论不休。国内外学者都在不断探索相关的领域，试图为其找到合理的答案。德国科学家的一份研究报告指出，有规律的性爱不仅能够使身体亢奋，还能让大脑变得异常活跃，从而变得更加聪明。而这个作用在女性身上将表现得更为明显。领导该项研究的汉堡医学研究协会会员韦尔纳·哈伯梅尔表示，有规律的性爱能够促使体内复合胺分泌量的增加，由此带来记忆力的增强。

对这一研究结果的可能合理解释：性生活能刺激多种激素分泌，刺激大脑，使大脑产生积极的反应，增强大脑的敏感度和反应能力。当夫妻双方全身心投入性爱时，大脑会变得异常活跃，肾上腺皮质激素的分泌量增加，从而刺激人体分泌更多的多肽。体内多肽数量增多，不仅能够明显提高人体的免疫力，还能够让精神舒缓。

这个研究结果可能对更年期的女性更有意义，因为女性到了更年期，雌激素迅速降低，常常出现记忆力不好、心情烦躁等情况，所以在这个特殊时期更需要维持正常的性生活。

更年期女性由于种种原因，对性生活往往失去兴趣，这对健康不利，需要进行观念和生理上的双重调节。教给各位女性朋友"几招"：首先要从心理上认识到性生活对自己的好处。规律的性生活能促进雌激素的分泌，缓解更年期记忆力不好、心情烦躁和一些不适的症状；然后看看身体上是不是有影响性生活的因素，如果心理上接受了，但还是不能过正常的性生活，就要上医院检查性激素水平，看是否有生殖系统炎症和慢性疾病等，以便进行对症治疗；再次，合理掌握性生活的强度和频率，动作要缓和一点，频率可以相对低一些。

实际上，美满的性生活对中年女性来说是晚年健康的"通行证"。性生活能促进组织代谢，血液循环加快，使血管扩张，带走体内有害物质，改善组织器官功能，增强大脑对外界的反应能力，让人更年轻。对不便于直接进行性行为的老年女性，可以通过拥抱、爱抚、为对方自慰，甚至凝视对方等方式来达到身心的愉悦。

需要注意的是，有一些老年人身体本身不能承受性生活，如患有严重的高血压、冠心病等，不要强求。对患有某些慢性疾病的老年人，如果自己拿不准能不能过性生活，应该在过性生活前向有关专家咨询。

24. 50岁以后，阴道瘙痒使我无法入睡……

年纪变老让许多人都感觉到十分地不愉快，尤其是对于女人来说。一位55岁的妇女在咨询信中向医生倾诉着自己的痛苦和无奈："1年前开始感到无法诉说的阴道瘙痒和不适，尤其不能忍受的是，每到夜深人静时更加痛苦，我常因此而通宵不能入睡，早上起床后疲乏不堪而且脾气烦躁，请告诉我如何避免这种搔痒和不适的感觉，或者这是否是老年人不可避免的情况？"

阴道瘙痒和不适是50岁以上的妇女常会遇到的问题，多数人在出现这种症状时不愿看医生，一些人羞于公开谈论这种问题，另外一些人则认为这是老年人不可避免和不可逆的情况。那么，究竟是什么原因会出现这种情况呢？

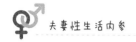

实际上，绝经期后的妇女体内雌激素分泌水平下降，阴道组织变干变薄，且破坏了阴道内具保护作用的弱酸性环境，使阴道的自洁功能下降，容易使细菌大量繁殖而导致感染，引发萎缩性阴道炎（又称老年性阴道炎），常会出现不舒服的情况，比如外阴干涩、瘙痒、白带增多等。此外，由于泌尿生殖道的老年性改变，通常还会出现以下症状，如尿频和尿痛、咳嗽或打喷嚏时溢尿、阴道干燥和不适、性生活时感到疼痛等。如果只是病急乱投医，随便地找一些外用洗剂，或单纯使用一些抗生素，都无法彻底解决问题。

老年妇女如出现这些问题以后，一定要及时和医生沟通，其实问题可以轻松得到解决。既然是由于体内雌激素缺乏造成了整个身体功能的异常改变，给机体提供其所缺乏的雌激素就可以使情况大大地改观。为了减少药物对全身功能的影响，以局部使用雌激素类活性药物为佳。可使用一种来自植物的具有天然女性激素作用的雌三醇（商品名：欧维婷），这种药物仅局部起作用而不影响整个机体，不需加服孕激素，可以改善老年女性阴道的组织弹性，有助于缓解性交困难和尿失禁，并具有预防阴道软组织炎症的作用，一般在使用5～7天后不适症状即可得到缓解。

25. 别让更年期扫"性"

周太太今年49岁了，从去年开始出现更年期综合征，对性生活没有一丁点的愉悦反应，在勉强应付丈夫的性要求时感觉十分难受，性交后的下体通常要疼几天才能够恢复过来。然而特别使她苦恼的还不是更年期症状带给自己的烦恼，而是由于这种痛苦且无奈的性生活让丈夫不能尽"性"。面对丈夫那渴求而又黯然的眼神，周太太的心里就像有把刀子在割一样痛心而又无可奈何。这让他们夫妻陷入了无尽的苦恼之中，他们迫切想了解，这种痛苦应该如何缓解？是否需要治疗？

女性在更年期这个特定的时期，许多生理功能会受到不同程度的影响，尤其是性欲望会明显降低，并增加性生活的难度，给中老年夫妻的晚年生活蒙上一层阴影。虽然性爱不是夫妻生活的全部，但却是夫妻爱情生活中的重要组成部分。水可载舟，亦可覆舟，性亦然。性既可使婚姻幸福、家庭和谐、社会稳定，也可使家庭破裂。如果不能较好地处理性问题，多年的婚姻生活所剩下的也许仅仅是一种痛苦的回忆了。

女性激素主要是由卵巢产生，其中雌激素不仅对女性生育起关键作用，还对身体的多方面功能具有保护作用，如维持骨质密度、保护心血管系统、防止阴道萎缩、稳定情绪、保持皮肤的湿润和弹性等，尤其是雌激素和少量雄激素在维持女性的性欲望和性能力上具有重要作用。因此，更年期妇女由于卵巢几乎完全停止工作，引起一系列症状，包括情绪明显波动、性反应能力明显降低甚至消失、阴道干涩萎缩等。在这个年龄阶段进行性交出现疼痛在所难免，会感觉到外阴浅表的疼痛和阴道深部的疼痛，性交过程中阴道不由自主发生的强烈痉挛，使得性生活变得痛苦不堪，严重影响性生活。

多年的诊治经验表明，激素补充治疗疗法（HRT）是缓解和治疗女性更年期激素缺乏的最佳方法。更年期女性可以在专科医生的指导下适当应用小量的雌激素来改善性欲望并平衡内分泌系统，保持一定水平的雌激素可以增加阴道内的润滑程度和抗感染能力，还能延缓衰老，美容养颜，防止皮肤变皱，而雌激素最大的功效还可以预防冠心病、骨质疏松、老年痴呆症等老年病。目前临床上广泛使用的利维爱等雌激素制剂是具有特异性激素活性的激素替代治疗药物，可以调理绝经后妇女的激素水平。另外，含雌激素的栓剂，直接应用于阴道内，经过 1~2 周也可以解决很大的问题。一些地方广泛流行的所谓"伟嫂"，其实就是雌激素制剂。

雌激素替代疗法有多种制剂和多种使用方法，不同的制剂和不同的使用方法，对不同身体状况的人，结果是不一样的。因此，中老年夫妻为了改善性能力需要使用的任何药物，都应该征得专业医生的指导，并遵循个体化的用药原则，尤其要注意防止药物的副作用，千万不要因为对性的勉力强求而不顾身体的健康。

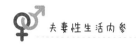

性生活其实是夫妻间进行充分交流和享受的过程，如果夫妻生活不满意就要敞开来交流，让对方了解自己的问题所在和如何调整。因此，除了必要的药物治疗外，还需要营造宽松愉快的气氛，事先做一些准备工作，如亲吻、抚摸、拥抱等，多增加一些性交的前戏，均能改善阴道环境和性生活的和谐程度。爱抚和依恋也是性生活的重要组成部分。

老年人的性生活应该有节制且偏重感情需要，要明白，性生活是点缀晚年生活的色彩，而不是生活的主旋律，切莫本末倒置，因为过度强调和追求性生活也是一种伤害，尤其是对于性功能稍差的人来说伤害更大，毕竟男女性欲差异总是存在的，千万不要让性爱成为一种负担。

性功能明显减退的老年夫妻，不一定非要按照常规模式理解性爱，不一定拘泥于阴道性交这一种模式。例如在某一方不适宜过性生活时，不妨尝试适度的手淫，作为对性生活的补充手段，来维持局部的血液循环，保持性的活力、释放性的紧张、缓解性器官和性心理的衰老过程。

进入更年期的女性，尽管生育能力显著降低，但是距离生育能力的完全消失可能还有一段距离，在自认为最后1次月经后的一段时间内还可能再次遭遇月经的困扰，更年期女性如果不采取避孕措施过性生活，偶尔也有怀孕的机会，这也会让男性十分扫兴，且给女性平添许多烦恼（流产、出血、感染等）。因此建议在最后1次月经后的1年内仍然需要使用避孕措施，才可以安享"性"福。

26. 治疗霉菌性阴道炎期间，可以同房吗

霉菌性阴道是女性的常见疾病，是否会影响性生活？应该什么时候恢复性交？都是该类患者迫切需要了解的。小莉询问：我患了霉菌性阴道，已经治疗了一周了，老公也吃了药，这种情况还可以同房吗？

霉菌性阴道炎很常见，尤其多发生于孕妇、糖尿病患者以及接受大量抗生素治疗者，是由白色念珠菌感染所引起，故又称之为念珠菌性阴道炎。

尽管夫妇双方都已经使用了相应的药物，但是治疗时间尚短，一般以 10 天为一个疗程，在霉菌性阴道炎的急性期仍然不能同房。这是因为，急性期的阴道黏膜红肿充血，甚至可以出现糜烂和溃疡，可以引起明显的性交痛，并有可能使霉菌感染扩散，加之会阴的瘙痒难耐和泌尿系统的刺激症状，可以让女性性欲减退、高潮缺乏，甚至恐惧房事。配偶也容易感染上霉菌而引起性交不适。

在经过 1 个疗程的抗霉菌治疗后，可以考虑逐步恢复房事，但是在刚恢复房事的时候性交次数不宜过多，以每周 1 次为宜；插入亦不可过深、过猛，以防止新生黏膜的破损；还必须注意女方的感觉，如果出现不适，房事时间不可过长。

值得注意的是，在进行房事的前后均要清洗阴道。房事前清洗阴道是为了清洗掉阴道内的药物，以避免治疗霉菌的药物（制霉菌素颗粒、克霉唑软膏、甲紫等）引起阴茎的不适和灼伤；房事后清洗阴道是为了清洗掉阴道内的残余精液，并重新上药，以保证治疗药物的有效浓度。此外，恢复房事后每次均应该佩带安全套，以防止相互传染，直到彻底治愈霉菌性阴道炎后才可以解除安全套。

27. 会阴切开会影响性生活吗

一些女性在生孩子的时候可能进行过切开会阴的操作，是否会影响日后的性生活呢？

在生育过程中为了让孩子顺利自然娩出，采用会阴切开是为了帮助女性将生育过程的损害减少到最小程度的迫不得已措施，可以避免在孩子娩出过程中造成会阴的撕裂伤或因自然分娩困难而选择剖宫产。而且在会阴切开后，医生都会很认真地将切开之处缝合，以利于组织修复和愈合，绝大多数妇女的组织愈合良好，这在临床上是很常见的。所以说，会阴切开基本上不会影响到女性的日后性生活。至于个别妇女因会阴切开后出现了局部感染等情况而影响了组织愈合，均属于少见情况，也可以通过相应处理而得到根治或明显改善，对以后的性生活也没有明显的影响。

个别人担心会阴切开可以损伤局部的神经而影响性感受则大可不必。会阴切开绝大多数选择侧切，即在会阴的两侧下方选择一侧切开，而女性的性反应神经主要来自于阴蒂海绵体神经丛，分布在阴道前方的阴蒂及其附近组织。所以，会阴切开不会损害局部感受性刺激的主要神经，对日后的性生活基本上没有任何不良影响。

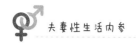

28. 宫颈癌放疗后的性生活不可少

一位年近60岁的老年妇女，最近因患宫颈癌动了手术，三个月前还做了宫颈癌放射治疗。近日，她如约复诊。医生检查后告诉她，她的阴道部分粘连。对此，她非常吃惊，因为她几乎每天都用冲洗器冲洗阴道，怎么还会粘连呢？医生说这是因为她长久没有性生活造成的。以前医生是曾嘱咐过她，放疗后的一个月左右，就应该恢复性生活。但她和丈夫都害怕放疗后过性生活会引起癌症复发或局部感染，所以一直都不敢过性生活。那么，宫颈癌放疗期间一定要有性生活吗？如需要有，那么会造成感染吗？看来，这位女士的担心也不无道理。

发生于宫颈表皮的恶性肿瘤称子宫颈癌，简称宫颈癌。发病率还是比较高的，约占女性生殖系统恶性肿瘤的一半以上，且比较高发于性活动人群（30~50岁），基本上都接受手术和（或）化疗治疗，因此遭遇到治疗后的性生活问题比较多，这位袁女士来信咨询的多种顾虑具有一定的代表性，值得引起重视。

宫颈癌手术分为许多种，多采用根治性治疗，手术范围较广、创伤大、并发症多，如果同时切除了双侧卵巢，可以造成雌性激素急剧减少，并进而导致阴道萎缩、乳房萎缩、性欲显著降低。为了进一步巩固疗效，防止癌症的复发，许多患者还接受了放射治疗，就如同袁女士一样。放疗后可以造成乏力、恶心、阴道萎缩、肛门和直肠刺激症状，卵巢功能也进一步遭到摧毁。所以，经过了手术及放疗"洗礼"的女性，雌激素水平极低，阴道萎缩严重、分泌物减少，可引起性交痛和性快感减弱或缺乏，甚至对性生活很反感且害怕。

对于这类患者，医生们一般都建议在疾病的恢复期后恢复房事，根治性手术患者可以在手术后一个月尝试进行，一个半月后就基本上可以恢复房事。接受放疗者，可以在疗程结束，膀胱直肠反应及宫颈出血停止后逐渐恢复房事。

一般来讲，经过了根治性手术以及化疗，表明治疗应该是很彻底的，不必害怕过性生活会引起癌症复发，疾病的复发与性生活没有直接的关系。

为了减少感染和其他不愉快事件的发生，接受了根治性手术以及化疗的宫颈癌患者在过性生活时应该注意以下几个方面：

（1）为了避免因阴道萎缩及分泌物减少所造成的性交痛，在性生活前应该多进行"前戏"，以激发性欲，促进阴道分泌物的排出量，尽量避免了阴茎在干涩的阴道内的抽动带给双方的不愉快感觉。实际上，对于60岁的女性，性交的主要形式已经不再集中于阴茎－阴道方式，而应该采用多种方式同样可以达到鱼水之欢的目的。丈夫应该与患者患难与共，以真切的情和爱来关怀危难中的妻子，促进其心灵创伤的康复，都有助于恢复和谐的性生活。此外，还可以在阴道内涂抹避孕膏或消毒甘油，也能起到一定的缓解疼痛不适的作用。

（2）性交姿势可以采用侧卧位或女下仰卧位。初期的性交频度不宜过多，每月1～2次，或每周1次均可；插入不宜过深、过猛，阴茎在阴道口附近抽提即可。在经过了适应并和谐之后再逐渐调整性交频度和强度。

（3）性交后出现尿频、尿急、尿痛和发热者，可以适当服用抗生素，如诺氟沙星或甲硝唑等。为了预防感染的发生，有人建议丈夫应该在性交过程中佩戴无菌的避孕套，但实际上男性的精液本身就具有一定的抗菌和杀菌能力，只要在性交前将阴茎和包皮彻底清洗就可以了，这非常重要，因为研究发现患宫颈癌妇女的丈夫大多有包皮过长的情形，且包皮内经常会藏污纳垢。

（4）保证充足的营养供给，如多食用瘦肉、鱼、蛋、牛奶、新鲜蔬菜和水果等，可以增强体质，促进性功能的康复。

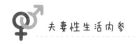

29. 做爱时，我像个木头人

性爱的感受是不同的，可以很强烈，也可以很平淡，但却有个别人尽管也十分渴望被爱，却在性生活过程中没有什么感觉，并因此而引起许多烦恼。河南的小娟向我们讲述道："做爱时，我像木头一样没感觉。我有过不同的性经历，每次除了感觉到有人在碰我的身体以外再无其他感觉，且阴道很干，尽管有时前戏很充分。这到底是为什么，我心里明明是那么渴望做爱。"

女性在性生活过程中没有明显的感觉，是女性的性反应能力低下，属于女性性功能障碍中的一种情形，与男性的阳痿相对应，中医学将其称为"阴痿"，是女性较常见的一种病态。

无论在中国，还是在世界其他国家，对女性性功能障碍的研究和治疗远远落在了男性后面，实际上，与男性性功能障碍相比，女性性功能障碍的情况更加严重，许多女性对性生活一直处于被动状态，这种潜在的危机容易诱发感情危机和家庭危机，是值得关注的。但由于女性性功能障碍的发病机制复杂，女性的性反应远不如男性性反应那样容易观察，也难以做出客观定量分析，给诊断带来相当程度的困难；另一方面，在一些家庭性活动中，女性角色只是作为被动接受者，即便存在性功能障碍，但并不影响性行为的进行，而女性本身的痛苦难以为外人知晓；况且绝大多数的公众还难以接受女性的性功能障碍。

目前研制出来的一些治疗女性性功能障碍的药物，除了激素替代治疗，可以让极少数因为阴道干涩而产生性功能障碍的女性有所受益，增强阴蒂敏感性、提高性欲、消除性交痛，但对于大部分女性并没有显著效果，所有的药物均处在临床试验阶段，世界上尚没有一种专门治疗女性性功能障碍的上市药物。

由于导致女性性功能障碍的原因除了疾病、服用降压药或抗抑郁类药物以外，更多的是环境和心理因素。家庭关系、经济压力、工作不顺心、照顾孩子等引起的疲劳和沮丧，恐惧怀孕、害怕性生活为外人窥视、性交疼痛等，都可能诱发女性性功能障碍，因此我们更加强调夫妻关系的密切和家庭内部生活的协调，例如与伴侣多沟通、运动、接受心理咨询、使用润滑剂、观看情色录像等都可以起到积极作用。同时强调女人不能在性交过程中达到高潮，其中也有男人的因素，是男人没有办法或没有努力地去让女人体验那种让人销魂的时刻，调动男性的"性"激情也至关重要。总之，现代的性医学已经给女性带来更多的治疗选择，为不"性"的女性解困。

30. 伪装高潮难长久

"每次做爱我几乎没达到过高潮，但也会装作达到高潮的样子，因为他很照顾我，总是看到我达到高潮才射精，可我每次筋疲力尽也体会不到那种高潮的感觉，只好伪装高潮敷衍了事。"

当今的社会里，尽管封建意识已经很淡了，但是由于大男子主义，以及男女性的许多生理和心理差别等诸多因素，还是让家庭生活中（包括性生活）主要以男人为中心。幸运的是，咨询的这位女性能够找到一位没有"大男子主义"思想的深爱自己的男人作为终身伴侣，这是很珍贵的，一定要好好珍惜。

夫妻性生活是密切男女关系和家庭稳定的重要方式之一，而能够达到同步高潮是多少夫妻都梦寐以求的理想境界。然而，让人遗憾的是，咨询的这位女性几乎没有达到过高潮，并通过伪装的方法让丈夫相信自己已经达到了高潮。从某种意义上讲，伪装高潮也是一种欺骗，尽管这种欺骗似乎还带有一些"善良"的意图。

假的就是假的，你难以体会到激情高潮的愉悦。能够想象到你的这样"伪装"将是以终生难以获得性快感作为代价吗！你甘心放弃自己作为女人所应该享

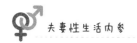

受到的人生"性"福的权利吗!

假的就是假的,也是难以长久的。一旦某一天,丈夫发现了你在性生活中的这种"伪装"假象,男人为你的"性"福所付出的一切努力都将毫无意义。到那时,你能够想象到他的反应吗!你不害怕男人因此而伤心吗!

所以,千万不要做自欺欺人的事情,勇敢地面对自己的问题,并将其大胆地向丈夫提出来,把自己的喜好和希望丈夫在性生活中该如何努力表现告诉他,可能对你的性感受有极大的改善,性高潮的到来也不是没有指望的。一旦家庭内部的各种努力均付之东流,就需要接受专家的咨询和诊治,毕竟"每次筋疲力尽也体会不到那种高潮的感觉"可能隐藏着某些问题,也许问题是出在身体上或精神上的,也许有某个(些)潜在的疾病或异常阻碍你达到性生活的理想境界。相信现代的性医学会为你解决困难,让你走出"性"反应低下的困境。

31. 高潮时为什么会出现双脚发抖

女性高潮的反应可能各不相同,多半集中在性敏感区,但同时可伴有全身性的反应,部分女性高潮时出现双脚发抖的情况让一些人想不明白到底是怎么回事?

高潮时双脚发抖可能是高潮全身反映的局部体现,也可能是异常现象,要区别对待。

性高潮是性反应过程中的最为关键且最短暂的阶段,高潮反应大约可以维持几秒钟,在这段短暂的时间里,女性可以出现节律性的阴道收缩和全身肌肉的痉挛发抖,性能量可以通过强烈的肌肉痉挛带来的波浪式快感而得到宣泄,这当然也包括来自于肢体的痉挛,此时出现双脚发抖一点也不值得大惊小怪,完全是正常现象。

由于性交时多数夫妻还是采取的男上位姿势,长时间的对方身体压迫,必然要造成女性的部分末端肢体因缺血而出现麻木和僵化，发抖也可能是局部缺血的一种表现形式，只要调整性交姿势，例如女上位或侧卧位，就可以有效地得到缓解或消失。

极少部分人出现这种情况可能提示存在潜在的健康问题，也有人将其称之为亚健康状态，在机体进行剧烈活动或应激状态下才得以表现出来，提示人体的潜在功能障碍。造成肢体发抖的主要原因常见于体内的各种离子代谢障碍，尤其是钙离子和钾离子的代谢障碍，此时当事人可以有相应组织器官的结构和功能异常，例如甲状腺和甲状旁腺的功能异常，肾上腺分泌的激素水平紊乱等，需要接受必要的检查和化验才能确定。一般只要控制好了机体的代谢紊乱，这种肢体发抖的现象就可以消除。

32. 别用声音判断性高潮

性爱的结局应该以达到高潮或高潮迭起为最完美。但是在如何判断高潮的时候常常出现问题。对于男人而言，射精就是高潮的最好见证；而对于女性而言，高潮的反应却并不那么明显，肌肉痉挛、叫床、面色及周身充血潮红等反应轻微，甚至一些女性尽管已经达到高潮，表面上却波澜不惊，表现并不明确，甚至可以让男人感觉不到女性高潮的来临。相爱的夫妻当然都希望在自己获得爱的同时也带给对方爱，甚至即使自己还没有获得的东西也愿意首先带给自己心爱的人。性交过程中女性反应不强烈、不明显，可以让男性很焦虑、很无奈，甚至很有挫败感，一些男性会因此觉得自己"没有用"，长久下去可能对性爱渐渐丧失了兴趣，甚至招致家庭危机。一位婚后多年的丈夫向我们求救："你好！有人说女人在性爱中呻吟才算达到了性高潮，但我跟妻子过性生活时，她从来不出声音。我想知道，这是不是代表我没有让她体会到高潮的美好感受呢？我应该怎么做？"

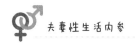

认为女性在性高潮时一定要发声是一种偏见。就生理而言，女性在性爱中发出叫声有两点原因：一是达到性高潮时，女性陷入轻微的缺氧状态，视线模糊，身体轻度痉挛，呼吸加快甚至紊乱，就会自然发出沉闷的声音；二是在性高潮时，女性可能出现意识模糊的状况，这种时候，她们往往会发出自己都意识不到的大叫或者尖叫声。

但是，发出声音毕竟只是性高潮的表现之一，并不必然发生在每一个女性身上。另外，人固然要受生理因素的制约，但最终还是要受理性的控制。不少女性在性爱时，一点声音也不发出来，可能是自觉加强控制的结果，这与我国传统性观念对人类本能的长久压抑密不可分，不能完全责怪女性。因此我们绝对不能说，性爱时不出声的女性就是无法获得性满足的女性。

因此建议遭遇到这种问题的男性，一定要跟妻子多沟通，耐心观察并了解她的性爱习惯和高潮时的其他方面的反应，并征得女性的支持。只要相互理解，双方就会感到更满意。

33. 性交时阴道内有气体是异常现象吗

在性生活之后，一些女性可能会感觉到腹胀不适，阴道内会不由自主地发出像放屁一样的响声并排出一些气体，这会让她们产生一定的焦虑情绪，担心自己的身体是否出了什么问题？并为此而忧心忡忡。同时她们又往往羞于求医咨询，以致造成不必要的精神负担。那么，这种现象到底是怎样产生的？应该怎样看待它？

性交时的阴茎在阴道内的抽插运动，有人形象地将其看作是"拉风箱"或"阀门式活塞"运动，生龙活虎的激情阴茎"拉风箱"抽动必然也会虎虎生风，加之女性的生殖道（输卵管、子宫、阴道等腔道自然充满气体）因激情兴奋而充血肿胀，生殖道内腔隙增大而阴道外部括约肌收缩，必然容易产生一个相对的负压环境，进入些许气体自不在话下，气体也会伴随着阴茎的抽查运动而在阴道口附近进进出出，通过阴道排出体外的气体可以产生类似于屁的气体，还可以振动了大小阴唇而产生响声。但是绝大多数的妇女对于进入阴道内的少许气体并不会有任何感觉，更不必说产生不适和不愉快的"败性"感觉了。但是对于少部分女性来说，如果性交时阴茎抽动幅度太大、阴茎细小使阴茎与阴道之间的空间过大等，尤其是有过生育史的女人、中老年妇女，她们的阴道壁变得松弛，性交时阴道不能紧裹阴茎，阴道中就有较大的空隙，以致空气得以停留其间，并进进出出。此时，在做爱时这种感觉会相对明显一些，不仅有类似于气体的东西不断排放，还会发出一定的声响（阴道湿润后阴茎将空气带入阴道内抽插发出的气流声音），是正常的事情，并不属于疾病状态，故不必太在意，中医将其称为"阴吹"。

对于在性生活中经常出现这种现象的妇女来说，完全可以对其置之不理，当然也可以采取一些措施进行控制或改善。主要包括：性生活前先上厕所，依靠增加腹压来尽量将阴道内的空气排出，可以减轻症状；调整性交姿势，尽可能回避那些容易将气体挤入阴道的姿势和体位；进行盆底肌肉的功能锻炼，尤其是锻炼阴道肌肉的收缩功能，改善阴道松弛的状态，是缓解尴尬的有效办法，但是需要坚持较长时间的阴道和肛门肌肉的收缩、放松运动才会有效；性交时的浪漫音乐和甜言蜜语也可以掩盖、转移对排气声音的注意力，也能减轻或消除排气引发的尴尬；对于比较严重者，同时又合并大小便异常的情形时，可以考虑进行阴道前后壁整形手术，既可消除"性"尴尬，又能改善大小便情况，可谓一举两得。

34. 用异物摩擦阴蒂对身体是否有害

"我从小有一种小爱好——用异物摩擦阴蒂。我有过性经历，但没有一次能给我那种快感。现在我还有这种习惯，但很少，每月 2～3 次。我想知道这样对

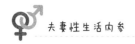

身体是否有害？会不会影响例假，因为手淫之后我的例假总是不正常。为什么正常的性生活给不了我那种感觉？"

用异物摩擦阴蒂来体验性的快感属于广义的手淫范畴，也称之为自慰。顾名思义，自慰就是靠自己的能力，满足自己对性的要求，并从性方面获得快感。绝大多数人对男人的自慰深有感触，而公众对女人的自慰知之甚少。实际上，女性自慰也很普遍，欧美调查的女性自慰者超过60%，国内的有关报告结果更高。

以往认为自慰有害论的观点已经逐渐地被淡化了，现在认为自慰具有独立性行为的价值，是标准的性行为方式之一，与性交具有同样的生理反应。适度的自慰可以宣泄过剩的性能量而防止性犯罪，也能舒解紧张的情绪，对于某些特殊的人群还具有独到的意义，例如性病患者、残疾人、未婚青年男女、夫妻分居、丧偶者等。所以，自慰本身无害，一定要顺其自然，不要有心理压力，以免事后产生内疚、自责等情绪，并因此而容易出现许多"想象出来的"疾病，或者将自身的疾病与自慰牵强附会地联系在一起。因此，女性自慰偶尔为之未尝不可，但同时要注意卫生，尤其是阴道出现不适时不能讳疾忌医。

尽管大量的事实都充分表明，手淫等自慰方式不会对身体造成任何伤害，也不会导致任何疾病的发生，但过度频繁的自慰者的情况就难以说得清楚了，一些人仍然担心自慰会招致疾病而损害健康。事实上，过度沉迷于频繁自慰的女性，往往由于会阴和盆腔的组织器官黏膜比较脆弱，过度、频繁充血而容易诱发盆腔炎、附件炎、阴道炎等生殖器官的感染性疾病或功能异常，在异物的刺激下容易发生充血水肿及黏膜损伤，也容易发生感染，并因此可以影响例假反应。自慰后的心理压力可以让女人心情紧张焦虑、情绪不稳定，进而引起自主神经功能紊乱，出现"例假"不正常（月经失调、痛经）的现象也在情理之中。

女人性冲动出现较慢，达到性高潮更加缓慢，也需要较强和较持久的刺激才能达到，因而女性在性交过程中得不到"那种感觉"也不少见。不能在性交过程中达到高潮，不能完全排除女人有心理和生理问题，但其中多数原因还在于性交的刺激强度不够，是男人没有办法或没有努力地去让女人体验那种让人销魂的时刻，而自慰中能够获得快感也是因为自慰的刺激强度要比性交来得更强烈的缘故。

35. 性交没有高潮，这与我的手淫习惯有关吗

"我今年 30 岁，最近我与老公在性生活方面不协调。他没什么，就是我总达不到高潮。我也没有妇科炎症，但有手淫的习惯，是不是与这有关？"

夫妻双方由于各种原因而偶尔出现的性生活方面不协调是比较常见的，也没有必要大惊小怪，通过对不利因素的调整，例如密切夫妻感情、恢复身体健康状况、减轻心理压力和抑郁等，多可自行恢复，但对于病因去除后仍然长期不能改善性和谐状况者，或没有明确原因而长期性生活不和谐者，还是需要认真对待的。

男人和女人可能都要为性生活不协调负一定的责任，这是因为男人和女人在性兴奋和性反应上是具有一定差别的，而且在性交过程中彼此的分工也不尽相同。一般来讲，男性的性兴奋和性高潮（射精）来得快，去得也快；女性的性兴奋和性高潮来得慢，去得也慢。夫妻性生活中往往男人首先达到性高潮（射精），而女性仍然"无动于衷"的主要原因也正在于此，这也是为什么许多男人因为"早泄或射精过快"而郁郁寡欢，并积极寻求医疗帮助的原因。

手淫也是标准的性行为之一，女人偶尔为自己手淫而获得性满足也无可厚非，但是如果能够让自己在性生活中充分享受爱侣带给自己的在完全放松状态下的性高潮岂不更可取！为了达到"同步"高潮的和谐境界，夫妻双方都要努力。例如在性交过程中的女性要尽量集中精力，努力配合配偶的抽插动作，认真体会这种亲密接触所传递的爱意，容易激发并加速高潮的到来；性爱中的男人不应该仅为了满足自己的欲念而不顾及对方，而要尽量让自己"挺"得久一些，动作尽量剧烈（甚至可以粗暴）一些，可以让女人感受到更加强烈，甚至略带点疯狂的

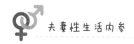

刺激，因而也容易达到高潮。男人为女人先进行适当的手淫，然后再进行"实质性"的亲密接触，也是一种良好的补救措施。

36. 越来越强的性欲望，依靠私下里的自慰解决不可取

"以前一直觉得做爱只是为了生育，没有什么性趣，每次都很勉强和他做爱。生了孩子后的头几年还时不时会拒绝和他做爱。慢慢地，做爱频率就越来越少了。这两年，我发现自己的性欲慢慢增强了，需求也很多，但我们已经习惯了每月一次甚至更少，根本无法满足我。我的自尊心又不好意思主动要求他和我做爱，只能偷偷自慰。为什么我会发生这么大的变化？我现在应该怎么办？"

无论是从性心理上还是从性生理角度分析，男女性能力在年龄变化过程中的改变不是均衡一致的。由于传统的封建观念和礼教，使得婚初的女人往往比较含蓄和羞涩，婚后不久又忙于孕育和哺育儿女，而容易忽视性的需求和享受，许多女性潜在的性欲随着时间推移，逐渐被调动起来，在女人逐渐可以"利手利脚"的时候（大约在30岁以后），对性爱的追求变得越发强烈了，而这时男性的"战斗力"却已经今非昔比了。男人性能力最好的时候是在20岁左右，而女人的最佳状态则是在30~40岁。

偷偷摸摸的自慰行为不是不可以采用，但要有节制性地偶尔为之，以度过等待丈夫恢复的这段"难耐"时光。但自慰行为毕竟有些"难以见人"，同时让丈夫也参与到这种行为中，使得自慰行为在夫妻间变得"合理而合法"，可能更有意义，丈夫也许期待着或正在秘密地进行着同样的事情。彼此为对方手淫同样是性生活的重要手段，具有与直接性交同样的理想效果。况且，彼此相爱的夫妻间应该是很容易沟通的，丈夫也许正在期待妻子主动提出要求和他增加做爱的机

会，因而没有必要太在意自己的"自尊心"，这种自尊心往往限制了夫妻间的情感沟通，久而久之会出现感情隔膜和危机。

男子的性能力不单纯是生物学问题，而且有着复杂而深刻的社会文化内涵。对于一个没有明显原因而渐进性出现的性功能改变，还是要自己多从日常生活的点点滴滴中寻找原因，绝大多数原因是可以自我解决的。例如看看你丈夫的情绪和生理状况、是否有不利的营养状态与嗜好、工作和生活环境怎么样、健康状况如何以及药物使用情况、夫妻感情如何等。

此外，丈夫性能力减低还可能是某些疾病的潜在信号，不可忽视，必要时应该接受相关的检查以排除，同时还可以得到专科医生的性知识指导。

37. 尿液乎？"爱液"乎

性生活过程中女性的阴道内偶尔也会排出一些液体，让女性困惑。一位30岁的已结婚10年女性，婚后性生活一直很和谐，但是有一个困扰她多年的心病："近7年来，我每过性生活时都会大量从阴道内往外排尿，量多时能达2、3两，但如果通过自己强行收缩阴道控制时，这种状况又会有所减轻。由于没发现其他的不适，自己也很羞于去医院。我这种情况是病吗？"

过性生活时从阴道内往外排出的透明液体可能是尿液，也可能并不是尿液。尤女士的疑问可能有两种情况和解释，需要对号入座、区别对待。

人体的某些部位对性刺激具有较高的敏感性，且与性兴奋存在着明显的反射关系，可以促进性行为的发生，增强性兴奋和性高潮的感受，将这些部位称之为性敏感区。许多人可能都听说过女人的体内有一个"G"点，位于阴道前壁距离阴道口4~5厘米处的一个区域，大小类似小的钱币，是女性的性敏感区，刺激G点可以让女人产生强烈的性兴奋、性快感和性高潮，此时的G点可肿胀而形成

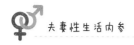

卵圆形隆起，并可从尿道射出数毫升的乳状液，与男人的射精现象十分类似。由于这种分泌液与性交和性爱直接关联，文学家们喜欢称其为"爱液"，也有人将其与男性的射精做类比而提出了"女性射精"的概念。

分泌"爱液"的多少具有明显的个体差异，不同女性的"爱液"可以从很少（几乎感觉不到）到很大量，而研究发现只有少数人在高潮期可以出现这种排液现象。即使是同一个个体，也会因为环境、身体健康状况、情绪等因素而影响到"爱液"的分泌量。温馨浪漫的环境、良好的身体素质和高昂的激情可以让女人的"爱液"大量喷洒，而毫无情调的恶劣环境、健康状况不佳以及抑郁寡欢情况下的爱液量是大打折扣的。所以，在激情的强烈刺激下，2、3两的"爱液"分泌量自不在话下，根本谈不上是大量。这位尤女士很幸运，属于这种有分泌"爱液"能力的为数不多者，每过性生活时都会大量从阴道内往外排"爱液"，可以感受到许多人难以体会的愉快"性"感受，是让人羡慕的，根本不必有任何担心。

个别女性由于膀胱出口的括约肌松弛、逼尿肌痉挛，再加上性交时的兴奋而减弱了对排尿的控制能力，尤其是位于上位的丈夫身体的压迫，也可以让尿液不自主地排出来一些，让夫妻彼此都觉得有些扫兴。

要想准确判断性交过程中排出的是尿液？还是"爱液"？是比较简单的。女性可以在性交前将"肚子"里的尿液排尽，如果在性交过程中基本上不再排出液体，可以初步判定以往的排出物极可能是尿液，因此只要每次性交前将尿液"放"掉，就可以避免了性生活过程中的尴尬；如果排空尿液后性交仍然有较大量的液体排出，很可能是"爱液"，这对夫妻性器官的滋润和滑润地进行性交是非常有益处的，完全没有必要产生任何顾虑，只需要尽情享受"爱液"带给自己的甜美性爱过程就可以了。还有一个判断方法，即拿到这种液体进行简单的分析化验就可以显露其庐山真面目。实际上，性交时排出的到底是尿液还是"爱液"这都并不重要，只要它不给我们愉快的性生活带来麻烦，或者还可能带来些许美满，那么就不要太过于将其放在心上，更不必人为地控制它而让我们败了"性"。

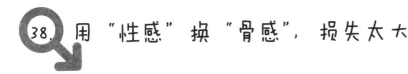

38. 用"性感"换"骨感",损失太大

长久以来,似乎女性的身材苗条和性感具有等同的价值。不知道从何时开始,追求"骨感"成了女人美的象征。瘦身对于专门从事模特行业的小丽来说却还另有深意。在经过一段时间的强化节食(公认的瘦身快捷途径)后,小丽真的实现了自己梦寐以求的愿望,小腹和臀部稍显臃肿的赘肉按计划消失了,走在T台上的小丽获得了巨大成功,并在众人艳羡的目光中陶醉了。然而在刹那辉煌后的不久,小丽吃惊地发现自己对那方面的事没了兴趣,丈夫也对自己越来越不满,甚至几乎达到了家庭解体的严峻局面。

节食减肥是指限制食物的摄入量,进而达到减肥目的的做法。伴随着体重的快速下降,欣喜之情还没有充分展示,烦恼的愁云又笼罩在眼前,节食带给现代女性太多意料之外的问题。临床资料显示,如果盲目减肥、节食方法不当,对人体有许多危害,例如脱发、胆结石、皮下脂肪减少、思维变得愚钝、记忆力下降等,还可以让女性发生月经紊乱甚至闭经,并让女人"性"趣索然,青春期少女的初潮将会姗姗来迟,育龄妇女可以影响到受精、孕育和母乳喂养。此外,随着体内脂肪的消失,女性固有的丰硕、饱满和性感也随之消失殆尽,这也让她们的配偶十分扫"性"。

见效快是节食瘦身显而易见的好处,但瘦身期间不但脂肪少了,肌肉也会减少,对健康不利;运动瘦身尽管见效稍慢,却可以烧掉脂肪又能增强肌肉。因此,为了身体的健康和具有强悍的"性"吸引力,依靠节食来减肥要以科学为依据,推荐联合节食和运动,可以加快减肥速度且减少对健康的伤害,节食和运动必须成为生活习惯的一部分,才能一生保持好身材。爱美是女性的天性,在如今崇尚"骨感美"的年代里,让自己苗条起来的想法是可以理解的,也是合情合理的,但指望依靠苗条身材来增加自己对异性的"性"吸引力的同时,也不要因此

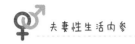

而丧失了自身的性欲望和性能力，否则最终倒霉的不仅是自己的丈夫，自己将是最大的受害者。一般来讲，节食越严格、性欲降低越严重、闭经时间越长，治愈这些"节食后遗症"所需要的时间也越长。值得庆幸的是，通过消除诱因、恢复体重，并使用某些药物治疗而得以康复。

实际上，追求"骨感美"是女性的一个思维误区。在中国古代性文化比较开放的盛唐时期，人们就是以胖为美，丰硕、饱满自有让人动心和动情之处。唐代女性性感的典型代表杨贵妃就具有丰腴的体态，让从古至今的众多文人墨客推崇备至。因此可以认为，性感并不全由胖瘦决定。情深和可爱是让女人更多性感的法宝，依靠密切夫妻间的"亲密"关系来恢复并提高性欲是老生常谈的不二法门，那些期望更多"性感"的女性不妨配合使用，效果会更佳。当代的某些女性没有充分利用自身形体上的自然优势，却过分看重自己身体上的某种缺陷，进而忽视了对健康（尤其是性健康）的通盘考虑，直到丧失了"性福"才追悔不及，这种顾此失彼的做法不值得提倡。

39. 老年人出现性亢奋是疾病吗

老年女性出现性亢奋的现象时有发生，并引起了一些不必要的恐慌。浙江王女士在咨询信中写道："我今年68岁，身体健康，每日除了口服一丸维生素，从来不吃补品。独居生活。我丈夫八年前去世，丈夫去世后，已中断性生活，也没有性欲望。但自去年下半年以来，我又有了性欲望，每隔7～10天要手淫一次，每次都有高潮（过去没有手淫史），听人说，女人过了60岁就没有性欲望了。请问，我这是病吗？我不想再婚，若继续手淫下去，会影响身体健康吗？我现在需要看医生吗？"

随着年龄的增加，中老年人的性能力逐渐减退，这是不以人的意志为转移的自然规律。然而，偏偏有不遵守这个规律的，性衰老从何时开始是具有较大的个体差异的，个别老年人的性功能不但不降低，反倒有亢奋的，并在许多方面改变了他们的平静生活。老年人的性功能亢进是好还是坏？众说纷纭。

老年人的性功能亢奋可以区分为两种，一种是性功能增强的同时伴有性欲增强，并表现为性交的频繁，可能是由于身体健康状况良好、性能力维持的较好等因素有关，也可能是体内性激素水平增加所致，多数属于功能性或良性改变，一般对身体没有明显的危害；另外一种则是因为疾病等因素造成的性器官频繁充血肿胀，但基本不伴有性欲望和性能力的增强，多属于器质性因素，例如泌尿生殖系统肿瘤或转移肿瘤等，某些药物也可以引起，需要引起足够的重视，并尽早就医。

王女士的情况基本上是属于前者，可以算做正常情况，而丧偶后又不计划再婚，进行手淫也是一种选择，不仅不会影响身体健康，还有利于身体的健康状况，一般是不需要看医生的。实际上，手淫也是标准的性行为方式之一，与性交具有同样的生理反应，可以弥补人们不能进行夫妻性生活的缺憾，如未婚青年、夫妻分居、离异丧偶者、对方患病不能过性生活以及许多的残疾人，同样可以宣泄多余的性能力，且不会对身体造成任何伤害。如果一个人有较好的健康状况，性兴趣依然不减，那么可以肯定其性兴趣和性能力确实能够维持到更久远的年龄。所以，这个老年人不应该为自己的性功能强盛而担心，反倒是应该庆幸的事情，有规律的性生活（包括手淫），可以帮助保持良好的身体健康状态和性功能，但必须提醒注意的是：要注意必要的性保健，并注意掌握老年人性生活的特点。当然，如果您有过多的精神顾虑和疑惑，接受专业医生的检查和咨询是有益的，这不仅可以早期发现身体上的某些异常，还可以获得老年人性生活常识（包括手淫）的咨询和指导，何乐而不为呢！

第三章
夫妻双方共有的性问题

1. "娶个姐姐"，男人过得更性福

曾经热播的电视剧《闯关东》里，老大传文在闯关东途中突发重病，为了给朱传文治病，未婚妻鲜儿把自己卖给大户做童养媳，这给许多观众留下了深刻印象，并让他们心痛不已，一朵含苞待放的鲜花似乎被彻底毁灭。但"姐弟配"也许并不像人们想象的那样悲惨，至少在性生理方面还有一定的优势。从性和谐角度看，生活中惯常追捧的那种妙龄少女嫁给中老年绅士的结合方式最不科学。

 "姐弟配"并非罕见

姐弟配蔚然成风，仅娱乐圈的例子就比比皆是。

澳洲 2001 年的人口普查发现，夫妇年纪差距有日渐缩窄的趋势，40 岁男性，其太太比往昔年纪大；三十多岁的女性比较愿意找年轻的男人为伴侣，有 4.7% 的三十多岁女士嫁给二十来岁的男士，这个比率较 1981 年的 3.4% 有所增高。

近五成的未婚韩国女性希望能够嫁给比她年轻的男性。

由此看来，女性不再受传统思想所束缚，"姐弟配"现象在当今社会还相当普遍，使得"男大女小"的传统婚配观念成为历史。尽管"姐弟配"还不是现代婚姻的主体，但无论如何，中年男性的配偶比他们小 10 ~ 20 岁的情况已经一去不返。

 "姐弟配"根深蒂固

在我国，"姐弟配"有着悠久的历史，广为流传的"女大三，抱金砖"就是

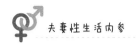

典型写照。

近年来，女性不仅在工作职位上有提升，择偶标准也发生了微妙的变化。现代女性在感情或婚姻关系上已不再只为追求"嫁汉嫁汉，穿衣吃饭"，恋爱的最终目的不一定为了组织天长地久的归宿，而是要在夫妻关系中享受爱情，甚至追求性的满足。

女人可以要求男伴温柔体贴、精神上能沟通、会细心倾听自己的心声，而金钱物质反倒是次要的。据一项关于离婚率的社会调查发现，离异原因竟有2/3是与性生活不和谐直接相关！这说明情感和性在婚姻家庭中占据着举足轻重的位置。传统观念的大男人娶小媳妇（娇妻），或者至少要彼此年龄匹配的婚姻观念已经潜移默化地发生了转变，取而代之的是寻找一位强悍的（而不是小鸟依人般的柔弱）、成熟的（具有能够承担一定压力）、阅历丰富的、更加有现代女人味的新女性，作为自己的终身伴侣，在青年男人中逐渐成为一种时尚。实际上，从心理、生理和品位上全面成熟的女人最具备吸引男性的魅力。

在现代社会里，由于女性的作用发生了巨大的改变，并涌现出了一大批现代"白骨精"（白领、骨干、精英），使得妇女在就业、职位、经济收入和家庭地位上明显地改善了，甚至可能大大超过男性，因此使得"姐弟配"的可行性有了坚实的基础。社会上许多女强人和铁娘子，其家庭生活依然丰富多彩。

"姐弟配"符合人类性生理要求

从生理和性科学角度分析，"姐弟配"也具有坚实的理论依据。男女的性能力在年龄上的反应是有一些不同的，男人最强劲的时候是在20岁左右，而女人的最佳状态则是在30~40岁，甚至在50岁以后仍然乐于此道。因此有人说，女人是30不"浪"40"浪"，50正在"浪"头上，60还要"浪"打"浪"，可能就是从科学的角度对女人性能力的生动概括。

一位姓肖的妇女在咨询时就讲道："我今年刚33岁，不知道为什么，近段时间，我的性欲望和性要求特别旺盛。听人说，30多岁的人一天来1～2次都算正常，可我男人却直说受不了，并经常为此而躲避我。请问医生，我俩到底谁不正常？是不是他不爱我呢？问题到底出在哪里？"

从性生理的科学角度分析，这对儿夫妻都不能算是异常的，但确实有了问题，问题就出在男女在性能力的年龄变化过程中的变化不均衡一致上了。由于传统的封建观念和礼教，使得新婚的女人往往比较含蓄和羞涩，婚后不久又忙于孕育和哺育儿女，而容易忽视来自配偶的性需求和性享受，许多女性潜在的性欲随着时间推移，逐渐被调动起来，在女人逐渐可以"利手利脚"的时候（大约在30岁以后），对性爱的追求变得明显了，40岁以后则越发强烈了，而此时男性的"战斗力"却已经今非昔比了。所以，不能说肖女士的丈夫对她的爱意淡薄，更不能说这对儿夫妻哪一个不正常，他们俩都正常，问题就出在年龄上，是造物主在捉弄男人的性能力，给男女性能力来了个时间差。从这个角度看问题，封建社会的"童养媳"倒是更加符合人类男女间性生理的和谐搭配。

 ## "姐弟配"不该被看作"另类"

针对"姐弟配"的众多贬义讲法曾经有"老牛吃嫩草"等不雅之说。"姐弟配"中的男子往往会被人讥笑为"吃软饭"、"阴盛阳衰"等。

性科学知识已经逐渐深入人心，性和谐在调动人体的潜在功能、抵御疾病和衰老、密切夫妻感情等方面的重要作用不容忽视，在选择生活伴侣的时候必然也要成为未婚男女的考虑因素之一，甚至可能是非常重要的因素。因此，从"性"福角度讲，女性比男性年龄大10～20岁更加符合男女的性生理需求，某些人甚至认为30岁的男人选择40岁的女人是绝配。无论从社会学还是从性科学考虑，考虑选择"姐弟配"的男女们是应该受到鼓励和支持的，而不是被人讥笑。女人和男人都应该光明正大地追求快乐，不要管别人的闲言闲语，"姐弟配"中的男人可能成为未来"新好男人"的标准之一。

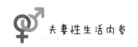
 "姐弟配" 带来的不全是益处

从生育角度来看待这个问题，"姐弟配"却明显处在不利地位。大龄女性的生育年龄将随着年龄的增大而不断降低，35 岁以上的女性生育能力已经开始较青年女性明显下降，而超过 40 岁的女性生育能力仅相当于青年女性的 1/20，50 岁左右的女性则随着闭经和卵巢功能的衰竭而宣告生育能力的终结。而男性的生育能力则可以保持到很高的年龄，并没有明确的年龄限制，社会上老夫少妻繁衍后代的情况并不少见。尽管老年男性的性能力将进一步降低，甚至可能成为婚后性生活的严重障碍，但是仍然可以通过现代的高科技技术，例如辅助生殖技术等，帮助他们实现为人父的愿望。

由此看来，"姐弟配"不利于大龄夫妻的传宗接代。选择"姐弟配"者，在享受生理上美满愉悦的同时，要考虑到孕育后代的困难程度，给予周全考虑。

2. 夫妻性生活中的"三道坎儿"

美满和谐的性生活需要夫妻花费毕生的努力来维护，并在发生问题时双方妥善化解，其中最容易遭遇性爱危机的时期包括：新婚至关重要的"第一次"、人到中年的性能力大滑坡和老年夫妻性尴尬。

 新婚时，我们不懂"性"福

新婚之夜的第一次和初期的几次性生活十分重要，如果过不好，可能会影响到以后的性生活和谐，进而影响夫妻感情。由于有许多的"不利"因素，例如夫妇缺乏性知识、彼此身体条件不太熟悉、紧张、害羞和恐惧等，性生活过得不好的夫妻还大有人在。为了能够迎接自己新生活的开始，准夫妻还是要进行一些必要准备的，这样就可以让新婚性和谐美满的把握明显增大，能够充裕地控制局面，至少可以不至于显得那样的惊慌失措和幼稚可笑。

（1）做好"关键部位"的清洁工作：在新婚蜜月时期，由于行程繁忙劳累、休息不足等，使机体的抗感染能力有所下降，若没有做好清洁工作，容易合并感染，而无论男女的局部炎症，都可以在性交时产生疼痛不适，是非常扫"性"的事。因此，要保持良好的卫生习惯，性生活前后进行局部清洁。

（2）初夜莫忘避孕：如果双方不想马上要孩子，又都有所顾虑，因此思想不能高度集中，性生活会受到影响。采取适当的避孕措施，双方便可以毫无顾虑，精力集中，性生活会取得满意的效果。

（3）了解对方的心理"内幕"："知己知彼、百战不殆"的原则同样适合于新婚夫妻的性生活，尤其是在对方心理情况不明的情况下，就显得更加重要。新郎与新娘都要了解对方的紧张、焦虑和不安的心理特点，用理智控制激情，并用温柔体贴的行动化解彼此内心的困惑，尤其是新郎更加重要。

（4）懂一点性技巧：男女性在生理、心理、性观念等方面存在一定差异，例如女人的性唤起较迟、高潮消退的也比较缓慢，而男性的性高潮则具有来去匆匆的特点。充分掌握这些特点，可以在性生活中给予必要的考虑和调整，如男人可以通过增加前戏刺激来让女性尽快进入状态，并在女性达到高潮后继续给予某种形式的刺激，可以让你的初夜接近完美。

（5）大度和宽容一点：新婚女性常可因房事而紧张、恐惧和不安而难以有满意的初次性表现，而且女性往往比较含蓄和羞涩而难以在性生活中充分放开，个别在成年之前受到过"性伤害"的女性还可能形成了各种各样的性心理障碍。所以，新婚之夜的男人要有一定的理智，避免采取突击式的接近方法，使新娘的不安和恐惧剧增。理智的丈夫会知道轻重之分，而不要急于一时。

（6）为以后的性生活探索留一点余地：不要尝试着在第一次性生活中就将全部的"本事"都用尽，留下一点为以后做准备。况且，初次性生活就显得过度"放荡"的男人，也容易吓住女人，产生对男人和性生活的无奈、厌倦甚至恐惧，

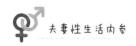
这是夫妻都不希望发生的。

总之，有理智、有耐心、有技巧是新好夫妻的理想境界。成熟、稳重固然是许多人所喜欢的，这让他（她）们觉得对方可靠，但有一些人还是喜欢天真、幼稚者，毕竟纯朴者才最真实，也最容易讨人喜欢。初次性交，男方可能由于缺乏性知识或过分激动，出现过早射精而影响情趣。对于这种情况应该给予理解，这不同于早泄，可以随着婚后性知识增长和性经验的积累，双方默契配合，会很快恢复正常。毕竟，性是一种学习的过程，而且它的领域相当广泛，人终其一生都处于学习的阶段，唯有充分的沟通，了解对方所需，并相互体谅，才能不断地成长和圆满。

人到中年，性能力上别攀比

中年人的心理状态是最不稳定的阶段，也最容易出现各种问题。很多男人会因性事不悦而感到不安，甚至痛苦。

（1）中年男女的性能力差距拉大：男人到了不惑之年，随着身体功能开始逐步走下坡路，诸多困惑也随之而来，性能力明显不如从前就是其中之一。最让中年男人担心的就是要不断地面对性欲望和性能力降低，这可能是让绝大多数的男人都非常沮丧的事情。而处在这个年龄段的女性则由于摆脱了养儿育女和繁重的家务劳动而显得"性"致盎然。男女性能力之间形成巨大的反差。

（2）科学看待中年以后的性能力下降：性能力的下降是男人40岁以后正常的生理反应，体能会随着年龄的增长逐渐下降，性激素也会逐渐减少，并容易成为各种慢性疾病的攻击对象，尤其是高血压、糖尿病、前列腺疾病等，都会给男性的性功能带来不良影响，是人类正常的生理规律，绝大多数的男人在中年以后都要经历性能力由高向低的转变阶段。

盲目地臆测自己的性欲望和性能力降低是没有必要的，况且人的性欲望和性能力不可能一成不变，尤其是与年轻时候相比性欲望的波动可能更明显，即使是在最好状态阶段也可能存在一定的波动，要注意区别，以免因为要求的目标过高而产生失落感和错误的结论，甚至可能会导致夫妻关系的破裂或事业的败退，并遭遇巨大的精神打击。因此，重要的是应该调整性观念，对自己性能力有一个正确的认识是明智的，也非常重要。

事实上，步入中年的夫妻同样可以体验到越发美满的性生活。建议中年男人要保持年轻的心，观念不要太封闭保守，保留新鲜感，同时营造浪漫的性生活气氛与情绪，并且不断地沟通学习，让生活益发多彩多姿，才能维系并创造更完美的性生活，再度制造辉煌，从而获得持久的快乐，哪怕进入了老年阶段，也是一样的道理。

（3）年过四十，性观念要调整：一旦中年男人性生活出现力不从心的感觉，首先应从心理上尽快接受这一事实，不要焦虑，不要一味追求年轻时性生活的那种激情感觉，也不要与其他人盲目攀比，这可能让你变被动为主动。

反映在性方面的具体问题包括：①接受不再"十分坚硬"的阴茎：中年男人的阴茎勃起硬度肯定不如年轻的时候，但这并不应该成为影响夫妻性满意程度的重要因素。对于多数夫妻来说，阴茎勃起的硬度只要维持在60%～70%就可以满足性生活的需求了。此外，中年男人阴茎的这种"让人不愉快"的变化还可能延长了同房时间，改善性生活质量，敏锐的夫妻是会体会到其中奥秘的。②以少胜多：中年以后的夫妻性生活次数必然要进行相应的调整，不要勉强去与自己年轻时候的性交频度攀比，不要在性生活数量上斤斤计较，而应该更看重质量。"小别胜新婚"就说明了一次高质量的性生活对夫妻双方的感受有多么重要。调整后的性生活次数可能要少了一些，但只要夫妻能够同时获得身心上的满足，哪怕性交的次数再少，仍然可以感受到情感和身体上的巨大满足。③以慢胜快：中年男人的性兴奋的节奏和性交速度逐渐减慢了，达到高潮的时间也延长了，这种变化从表面上看似性能力的降低，实际上却使得男人与妻子的性兴奋过程更加接近了，容易使夫妻性感受同步化，这种富于情感的缓慢动作对妻子更加具有诱惑力，也更加容易燃烧起妻子的热情，可以让男人感受到带给对方愉悦后的巨大快乐。

此外，夫妻之间要多交流、短期可（在医生指导下）用一些保健品等措施都

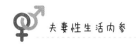

有一定的作用。在经过一段时间的家庭内自我调整无效时，应找专业医生咨询和接受必要的诊治。

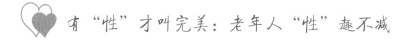有"性"才叫完美：老年人"性"趣不减

进入老年后，夫妻的性欲、性交频度均不如想当年了。但是，从生理上讲，人老性不老，老年男人对性的兴趣、性的要求不但应该有，还应该得到全社会的理解和支持。

（1）人老，性不老：健康是保障生活质量的基石。老年人的健康不仅指身体无疾病，而且还包括健康的心理和保持和谐的性生活。正常的性生活对老年人的身心健康和家庭和谐都是非常有益的。性生活中，大脑发挥极大的作用，对于维持脑健康、防止脑老化及全身健康有着重要意义。据调查显示，对性生活有兴趣的老人，60岁中有70%，60～80岁有50%，80岁以上的有10%。可见老年人仍然向往着美好的性生活，这主要是因为随着社会的进步，在一定文化背景和经济条件下，充沛丰富的物质供给延长了人们的寿命和精力；社会环境的改善，为性观念提供了宽松的氛围，促使老年人对性生活不再固持保守的态度；文化的冲击改变了家庭中以父子为轴心的传统，取而代之的是以夫妻为核心；另外住房条件的改善，扩大了私人空间，也构成了一个重要因素。既然老年男人有性的要求，就应该给他们以充分表现的机会。

（2）老年人性和谐的意义大：坚持适度的性生活，对于老年人保持大脑的敏感度和反映的灵敏性都有一定的好处。性生活的良好状态也是身体健康的绝好的增强剂，性生活过程中的体力消耗和运动可以起到全身各个系统功能锻炼作用，可以增加抗体的水平，缓和有害的紧张状态，还能帮助消耗热量。虽然性交未必是世界上最好的健身运动，但肯定是一种最愉快的运动方式。保持一定频度的性生活是密切老年夫妻感情的重要手段。性能力和身体其他功能一样，用进废退。老年时期长期停止性生活将会造成比年轻时期更为严重的性功能障碍，并且在企图恢复性生活时将面对比青年人更大的困难，老年男人这种"失用性"萎缩所造

成的性能力的伤害更为普遍。因此，对于老年男人应该强调长期始终如一的定期的性生活是十分必要的，而不应该在相当长的阶段内持续节欲。

（3）认识老年人性生活的特点：全面的生理衰退导致性敏感区的敏感性降低，引起性兴奋所需要的感觉刺激域值也会增高，导致老年人的性反应速度减慢，强度降低。只有勇敢地面对这种转变，并主动地按照老年人的特点和规律去从事夫妻间的性活动，才能够使得老年的生活愉快和身体健康。

性功能随年龄的增加呈减弱的趋势，与青年人的区别在于阴茎勃起较缓慢，性生活的幅度、频度的不断减小，精液量减少，不一定要有性高潮，射精力量大大减弱，且不一定要射精，不一定要有配偶（"自慰"亦可），也不一定要在卧房床上。老年人的性生活频度和时间需要根据自身的身体健康状况和情趣，顺其自然，每月维持1~2次性生活，或者至少应该每2月维持1次性生活是可以达到的。坚持不断，持之以恒是很重要的，否则"性情绪"和"性趣"也会随之逸去。

性爱的表现形式绝对不仅仅是性交，有些老年人更愿意满足思想上的交合，爱抚和依恋在性生活中的作用更加重要，这也是点燃激情和维持婚姻的重要方式，幻想、调情、幽默、调侃、挑逗、温柔的凝视等多种形式的感受和情感表现可以密切夫妻感情，形态上的相互吸引、心理上的相互依存、感情上的相互补充都是一种爱的表达，是性生活的重要部分。

年龄的增大使夫妻双方的生理上都会发生一些改变，增加了性生活的难度。老年男性多因年龄的增大，机体功能趋于衰退，雄激素水平进行性下降，从而导致勃起功能发生障碍。老年女性也会因雌激素分泌降低导致阴道分泌物减少，使阴道干涩。因此，要进行必要的医疗干预。无论老年夫妻为了改善性能力需要使用何种药物，都应该征得专业医生的指导，并遵循个体化的用药原则，尤其要注意防止药物的副作用，千万不要因为对性的勉力强求而不顾身体的健康。

总之，老年人仍然可以有性要求和满足性要求的能力，但其性生活具有自己的特点，应该有节制，性生活是点缀晚年生活的色彩，而不是生活的主旋律。对于性功能明显减退的老年男人，只要有性的要求，可以通过多种方法来恢复性生

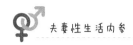

活或提高性生活质量。此外，爱抚和依恋在性生活中的作用更加重要，是性生活的重要组成部分。

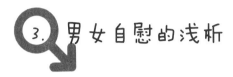

3. 男女自慰的浅析

 自慰的概述

自慰，俗称"手淫"，"打手枪、打飞机"等说法也时有使用，多用于描述男性。"手淫"的叫法广为流传，但由于"淫"在中文为贬义词，用来指代一种性行为方式有欠妥当，所以应该杜绝"手淫"的称谓，科学术语应该是自慰，这也为公众和专家广为接受。

顾名思义，自慰就是靠自己的能力来解决性胀满、宣泄性能量，满足自己对性的要求，并从性方面获得快感和慰藉。所以，自慰是正常的生理现象，人类的自慰现象广泛存在。

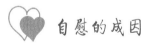 自慰的成因

各个年龄段的男女都可以有自慰行为，其成因不尽相同。儿童时期出现的自慰行为多是由于无意识地偶尔玩弄生殖器，或者因为穿紧身裤、骑跨活动时因为摩擦生殖器的刺激并引起快感，一般并没有性高潮。无论男女，到了青春期后，由于体内的生理变化，并由此产生性冲动和性欲，对性满怀憧憬、好奇和幻想。正常的性欲是人类成熟和繁衍后代的基本要求，是正常的生理现象。但是从性成熟到能够合法地宣泄性能量、满足性要求（登记结婚）一般要等待数年或更久，而这段时间的性需求往往最高，总要寻找机会宣泄涨满的性欲。男人和女人都可

能在不经意的机会，偶尔刺激生殖器官并达到高潮，从而一发而不可收，养成自慰的习惯。也有的是在他人的诱导或协助下，学会了自慰，并一发而不可收。

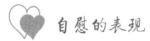 ## 自慰的表现

自慰行为主要都集中在各种方式对性器官的直接或间接刺激，最终达到高潮（射精）的过程，主要包括直接用手来操作的自慰（手淫），或者采用器械来助"性"。无论男性还是女性，自慰的方式都是以对生殖器官的直接刺激而达到高潮和性满足。

男人的自慰行为往往比较单纯，几乎都是围绕阴茎进行的，例如有人靠两条大腿夹、压、摩擦阴茎而完成手淫；有人靠俯卧体位的阴茎与被褥的摩擦而射精等。但是，最常用、最直接的自慰方式是握住自己的阴茎，并给予一定强度的摩擦，或者上下地抽动，以达到射精并获得自我满足的性快感，也就是通常所说的手淫。女人的自慰方式则比较复杂，除了围绕阴道刺激展开的自慰行为外，还包括对外阴（大小阴唇、阴蒂）、乳房等部位的刺激。

各种自慰方式都是人们在实践中不断摸索总结出来的，只要不妨碍到别人，你可以寻找和摸索各种不同的自慰方式，但要以自己不会受到伤害为前提。有些协助自慰的方式是安全有效的，而有些方式却存在着潜在的隐患，可能造成生殖器官的损伤，并容易诱发感染，应该禁绝。

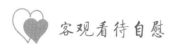 ## 客观看待自慰

自慰绝对不是一种罪恶的行为，以往认为手淫有害论的观点，现在已经逐渐地被淡化了，但主流文化的偏见仍然认为，自慰仅是性交的补充。实际情况是，自慰具有独立性行为的价值，是标准的性行为方式之一，可以获得与性交具有同样的生理反应。适度的自慰不会对身体造成任何伤害，善加利用还可以弥补人们不能进行夫妻性生活的缺憾，例如未婚青年、夫妻分居、离异丧偶者、性病患

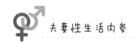

者、残疾人、配偶患病不能过性生活者，有利于焕发出更大的工作热情和精力。自慰还可以用来采集精液标本以供临床检查，健康男性也可以通过自慰捐献自己的精液。自慰不会传染任何性病，也不会涉及他人，或卷入出轨的性行为与感情纠葛，更不会导致性攻击甚至性犯罪的发生，并避免了因性问题而引起的道德问题和社会问题。所以，自慰本身无害，一定要顺其自然，不要有心理压力，以免事后产生内疚、自责等情绪，并容易因对自慰误解导致的恐惧，而出现许多"想象出来的"疾病，或者将自身的疾病与手淫牵强附会地联系在一起。

自慰偶尔也可以给人们带来一些小麻烦，主要包括极少数男人难以顺利完成由自慰到夫妻性交的过渡、难以控制自己对自慰的向往、担心自慰会招致疾病而损害健康、自慰行为曝光后的尴尬。

自慰的防治

对于存在自慰行为者不宜指责，更不能采用夸大、恐吓的办法，否则会加重他们的思想负担。只有自慰过度频繁，并扰乱了正常的工作和学习，在自我矫治难以达到理想效果的情况下，才应该接受必要的医学咨询和辅助治疗，包括药物治疗。关键在于要对自慰现象科学对待，以预防为主，尤其是处于性发育期的青少年心理状态不稳定，应该以心理疏导以及性教育为主，避免早恋及对性的痴迷，培养广泛的爱好和兴趣，减少不良的性刺激来控制自慰意念，使注意力从自慰转向到健康的日常生活和社会活动中，注意生活调节，避免穿着紧身衣裤，按时睡眠，晚餐不宜过饱，睡眠时被褥不要过暖过重，睡眠不宜仰卧和俯卧，晚餐避免刺激性饮食（如烟、酒、咖啡、辛辣食物等）。养成良好的卫生习惯，经常清洗并保持外阴清洁，除去包皮内积垢的不良刺激。对于那些有生殖系统炎症者，例如包皮阴茎头炎，采用消炎药等对症治疗，可以消除患者的局部不适，有助于减少不良刺激诱发的自慰冲动。

一般来说没有必要，也不可能完全戒除自慰行为，一定频度内的自慰行为不需要防治，而普及教育则非常重要。总之，对于那些不懂自慰的人，不必要去诱导他关注和讨论这个问题；而对于那些已经有了自慰行为的人，则应该科学认识自慰并加以合理引导。

4. 规律的性生活助你打造强健的心脏

相关调查结果和种种迹象均显示，如果有便利的条件、有一定的性能力，许多人都希望能有更多的机会做爱。但实际情况却是令人沮丧的，美国的一项调查结果显示，30 岁左右的人每星期性交两次以上的仅有 50%；而 50 岁以上的妇女，一年内完全没有性交的人竟达到 40%。

50 岁以上的妇女和她们的伴侣难以享受性爱之乐的原因，除了来自于男伴的问题以外，女性进入更年期以后，也会因自身的生理改变而少了"性"趣，甚至因为雌激素分泌的急剧减少而使阴道会变得干涩，若不使用润滑膏或补充性激素，性交会带来相当的痛楚。此外，夫妻双方对性生活的错误看法也限制了彼此性情的充分释放，例如认为中老年人已经完成了生儿育女的任务，孩子们也都大了，年过半百再对性生活"过于"热衷，容易让别人笑话等。

性学专家的研究结果表明，和谐美满的性生活可以让人获得激素的活跃分泌，让人心情激动、产生清新愉快的感觉而得到生活的欢乐，对人体的肌肤有保健作用，增加血液的流通，能使肌肉变得更为结实，促进皮肤的光滑与柔和，促进睡眠，对老年夫妻的情感密切和身心健康都有重要作用。经常性交也是燃烧卡路里的好办法，性交 10 分钟，大约可以消耗 50 ~ 60 卡路里，因此而消耗掉体内的多余热量。性交还可以使一些常见的老年性疾病的症状减轻或消失，如神经衰弱、皮肤病、腰酸背痛、消化不良、失眠等。而性生活更是对心脏功能的有力锻炼，可以让人的心脏强健且少患疾病。心脏病专家认为，男士如果每周最少性交 3 ~ 4 次，将能使心脏病与中风的发病率减半。

以往一些专家都以为，防止心脏病的运动必须是最少每周 3 次，每回运动 20

分钟或更多，并且每回都要有流汗或气喘。这是相当激烈的活动，让许多男人都联想到性行为符合这个标准。实际上，性交是和打壁球或长跑一样有效的体力运动，性交也相当于登上 2～4 层楼的体力支出，性交时心跳会加速到每分钟 130 次，既是对心脏的考验，更是对心脏血管功能的锻炼。因此，进行适度的性生活可以加强对心脏功能的锻炼和改善，使得老年男人发生心脏疾病的危险性降低，有益于老年男人的心脏健康。这种观点进一步为英国布雷斯德大学佛朗克教授所证实，他对 918 名 45～59 岁男性（男性开始罹患心脏病的高发年龄段）进行了为期 10 年的性交次数与心脏病死亡的相关性调查，结果意外地发现经常性交的男性因心脏病死亡率比不喜欢性交的人少一半，也就是说，喜欢经常性交的男性比较不会因为心脏病而死亡。

在当今的社会里，无论是来自生理上的还是心理上的对性生活的障碍或认识误区都不是阻止中老年夫妻进行性生活的充分理由，都可以为现代的医学技术和咨询服务所纠正。正像身体锻炼对性生活的改善大有益处一样，性生活的良好状态也是身体健康的绝好的增强剂，性生活过程中的体力消耗和运动可以起到全身各个系统功能锻炼作用，可以显著增加心脏的负荷量并改善心脏功能。使身心丧失平衡的过度纵欲是有害的，但只要夫妻双方有兴趣，又有能力和体力保持适度的性生活，将对身心健康是大有帮助的，常常会容易获得快乐和身心满足感。虽然性交未必是世界上最好的健"心"运动，但肯定是一种最愉快的健"心"运动方式。

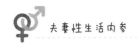

5. "不性"男人的女人更不幸

洞房花烛之夜的"不性"男人，也把这种失败的残酷后果带给了自己的女人，并让她们措手不及和茫然无助。一位苦恼的妻子在咨询信中问道："我和丈夫新婚半年了，可是在夫妻生活上却还没有成功过。我很苦恼，不知是他生理上有问题，还是我们在方法上不对。他可以正常勃起和射精，可是却不能够成功做爱，我很疑惑，不知该怎么办？而且，我又不敢和他提起这件事，怕伤了他的自尊心。请求您的帮助，请尽快回信！"那么，女人该如何面对这种尴尬和不利的境况呢？

结婚半年了，仍然没有成功的性生活，是需要认真面对的，不妨与丈夫坐下来认真交谈，耐心地交换一下意见，发现问题的所在，这样才好有针对性地加以克服，从而恢复正常的夫妻生活。也许你的丈夫正在等待你的关注，并期待与你进行商讨解决的办法呢！

你认为"他"也可以正常的勃起和射精，但是没有实现由一个人的"性"向两个人的"性"过渡，本身就是问题。这种情况多数不是器质性疾病造成的，更多地可能存在夫妻感情、夫妻配合以及性经验方面的问题，不妨从多个角度自我审视一番，看看自己是否仅仅是由于性生活经验不足所致，并相应调整。

男人的这种"事"跟女人有直接关系，妻子的想法、态度和行为都会给丈夫带来举足轻重的影响。如果女人保持冷淡的态度，或者仅仅是以旁观者的心态静观事态的发展，都不是一个友好的态度，也是男人"扫性"的重要根源。同样的情况，如果有福气的男人娶到一个好老婆，能体贴他，那结果就大不一样了。有人形象地将好妻子比喻成男人的100毫克的万艾可（治疗男性勃起功能障碍的有效药物）。

实际上，遇到这种问题时，夫妻彼此均应该冷静下来，仔细分析造成性生活失败的原因，在家庭内部进行必要的调整就可能奏效。那么，在具体的家庭内部调整丈夫性能力的方法有哪些呢？姚德鸿教授为家有"萎"君子的妻子们精辟地总结了如下6条经验：①坦然面对、宽容处理；②感情熏陶、亲昵无比；③消除顾虑、主动交流；④调整频率、改变方式；⑤适当分床、适时小别；⑥温馨家庭、丰富生活。

让妻子做到这些的确有些苛刻了，但这些协同治疗措施都是为了爱，是一个真正好妻子的试金石，而且这些措施也确实是协调夫妻生活和帮助遭遇到困难的男人的一剂"灵丹妙药"。许多医生都体会到，这一招"百试不爽"。

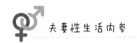

经过必要的自我调整后仍然没有奏效者，尽早接受专业医生的帮助（诊治）非常必要，医生的治疗方法一般采用标本兼治的原则，去除或治疗原发病因，同时配合立竿见影的方法，例如口服万艾可或希爱力，或者阴茎内直接注射血管活性药物，让男人迅速完成性交，这对于增强男人的自信心、消除性焦虑都有很多益处。

6. 夫妻生活要从"长"计议

一些夫妻看似幸福和谐，但是却总会爆出让朋友大跌眼镜的"新闻"——其中一方寻找婚外情，或者两人因缺乏沟通和交流而使第三者插足。其实，原因并非男人女人花心，而是因为性生活时间太短。

夫妻间的不如意多数时候来源于对性生活的不满足。性生活本该是带给性伙伴愉悦和密切彼此感情的重要手段，但是一些男性由于在性生活过程中射精过快、不能自主地控制射精等，使得女性达不到性高潮，反复的生理冲动得不到释放于是导致情绪的烦躁。

而女性情绪不高又会使男人坏了兴致，甚至感觉到无比的沮丧，并可能丧失了对性交的控制能力和性兴趣。长久下去，必然要给男女性和谐的美满程度带来负面影响，而婚内性生活的不满意和不和谐是个别人寻找婚外情、第三者插足的重要导火索。所以说，尽管性交时间短是男人性功能中的小问题，但却潜伏着巨大的夫妻情感危机。

由于健康男性的性交时间（从勃起到射精的全过程的时间，并不包括之前的前戏和后续的时间）至少在 1 分钟以上，平均是 3 分钟左右，所以很多男性认为，性交时间短点也是正常的。但是，有质量的性生活是以时间来体现的，单位时间内的完美性生活能让夫妻双方得到充分的满足感。如果男性能在性爱中适当地停顿，有意识地转换，延迟射精，那么性交持续时间可有 10 分钟，甚至还可以更久一些。

因此，如果妻子总是没来由地发火，男人不妨反思一下自己在床上是不是自私地"三分钟了事"，只要我们刻意地去加以探索，自会从性生活中获得最大的身心愉悦。必要时可以接受专业人士的帮助来快速协调不和谐的夫妻生活，争取出更长的"时间"来强化夫妻间的沟通。

7. 性爱时间：不求最长，只求最完美

阿强婚后的夫妻生活还算和谐美满，眼见着孩子已经上小学了，加之工作上的业绩突出，常常得到领导的表扬，职位和薪酬也算同龄人中的佼佼者，很让人羡慕。一次偶然与"发小"谈起床上的事情，却被人狠狠地奚落了一顿。眼见得别人做爱可以达到半个多小时，而自己仅维持十来分钟，虽然妻子也还没有表示不满，但相比自己的"发小"就太汗颜了，似乎离"早泄"不远了，不免有意犹未尽之感。不甘落后的阿强在虚心讨教了几招后，开始回家"实践"。

 ## 追求完美却适得其反

开始的一段时间还蛮有功效，虽然觉得很辛苦，按照讨教回来的办法却也可以坚持二十多分钟，有时还可以向1小时进军，并大受妻子欢迎。初战尝到了甜头，又得到了妻子的鼓励，阿强越战越勇，着实享受了一阵子。但是在持续一段时间后，就明显地吃不消了，出现了身体上的诸多不适，疲惫感明显增强，且较难恢复体力，还一度出现了勃起困难，妻子的热情也不如以前那么高了。生活中及工作中的效率都大打折扣，甚至害怕过性生活，工作也无精打采，连领导都看出来了，并提醒他要注意。而每次面对妻子的性要求时，自己都只能漠然没有反应，或顾左右而言他。

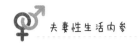

看来，躲避不是长久之计，还是要寻找有效的解决办法。走投无路的阿强不得不偷偷地来到医院，挂号看男科门诊，向医生询问自己的问题症结所在。

都是贪图最长性爱时间惹的祸

在弄明白了全部情况后，医生坦率地告诉他：有许多男人都有这样的信条，做爱的时间越长，就越能证明自己的性功能强、性技巧高，也越容易让女伴满足，得到高潮。其实则不然。性交时间过久，反而更辛苦，不只自己辛苦，对女伴来说更可能是一种"折磨"。你的问题是为时间达标而忍精不射，人为拉长做爱时间，使得盆腔脏器持续充血，从而引发了疲劳感等一系列问题，严重者还可以造成生殖器官的损伤并易于诱发感染。同时，性交时间过长，经久不泄，会逐渐令夫妻双方都感到没趣，甚至产生厌恶和焦虑情绪，尤其是很多女性会因此而感到烦闷、痛楚，甚至产生抗拒感。

最完美的性爱时间

"那么，最完美的性爱时间应该多长呢？"阿强询问。

由于存在种族、社会、文化教育以及个体差异等诸多影响因素，因此并不存在统一的完美性爱时间，来自不同国家和地区的报告结果也存在明显不同。荷兰专家对五个国家国民性生活调查结果，英国人平均做爱时间最长，可以持续7分36秒；美国人以平均7分钟紧追其后；西班牙人平均6分钟；荷兰人为5分多一点；而土耳其人持续时间最短，仅为3分半。五国国民最长纪录是44分，最短仅为30秒。不久前，美国科学家首次针对性爱时长进行的大规模研究，随机调查了上千人，认为最完美的性爱时长（从性器官开始接触算起）是7~13分钟。此外，做爱持续时间也有明显的年龄界限。英国科学家发现，18岁到30岁的青壮年做爱时间平均为6分30秒，而一旦年龄超过50岁，持续时间仅为4分20秒。

实际上，完美的性爱时间是由夫妻间自己来确定的。只要夫妻双方都在性爱中获得了满足感，没有意犹未尽感，又没有产生疲惫不适，就是他们的理想性爱时长。

 ## 真情＋技巧，打造完美性爱

"看来，性爱时间并不是越长越好。那么，为了让夫妻在最佳时间内感受到更加强烈的性爱，尤其是满足妻子的性需求，能教给我几招吗？"阿强开始讨教。

男人首先要摆正心态。性生活是夫妻双方的共同需要，而不是为了竞技世界冠军。适当进行调整，例如将相爱的（居室）环境布置得浪漫些、配合柔情乐曲、调整性交体位，可以让性爱充满温馨和新奇，同样可以体验到强烈的感受。

有研究表明，"性福"跟性爱时间的长短并没有多大关系。男性的性快乐很大程度取决于女性的感受，若能让女性感觉被爱并充分放松，男性将找到巨大的成就感。由于女人更加看重的是男人是否重视自己的感觉和前奏功夫，配合性技巧，一个"厉害"的男人，完全可以通过各种手段让妻子"满足"，与此同时也获得自己的最大身心愉悦，而不一定非要动用最直接、最原始的直接延长性交时间这个手段。①"性福"从心开始，无情难有"性"。人类本是感情动物，女人更看重情爱，男人也不是冷血动物。情爱可以激活性爱，而性爱又加深了情爱，夫妻生活总是在情爱和性爱之间达到情与欲的和谐一体。所以，男人不妨多培养夫妻间的感情，让女人为你而"性"致高昂。②爱抚能助"性"。性器官以外的部位仍然可以感受到强烈的性刺激。所以，男人可以通过对妻子的紧紧拥抱、深情激吻、相拥而卧等方法，让妻子感受到男人的深沉而强烈的爱意，容易激发彼此高潮的到来。③让妻子先尽"性"。女性的性兴奋来得慢，需要较久的刺激才能慢慢地进入状态。缺少浪漫心情与不愿为女人利益牺牲自己的男人们，仍然热衷于阴茎插入阴道的性交模式，这种模式显然不能最好地刺激女人的性敏感中心（阴蒂）。只有当手淫行为介入性交中时，阴蒂才能得到更好的刺激，女人才更易于快速达到性高潮。男人可以首先采用手淫的方法直接刺激妻子的性和生殖器

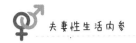

官，包括乳房、大小阴唇、阴蒂等。待到妻子接近达到高潮的时候，再进行直接的性交活动，可望"一举"成功，而不必劳师费力地硬"挺"下去。

经过一段时间的充分调整，阿强又恢复了往日的生龙活虎状态。

8. 激烈性爱，风险几何

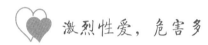
激烈性爱，危害多

偶尔采用高难度动作的激烈性爱，由于迎接挑战和新鲜感所带来的刺激，的确可暂时增加部分年轻人的性兴奋度，但随着时间的推移，这些动作会因为高难而变得不再富有刺激性，甚至成为某种负担和伤害。况且，高难度的性爱也不是随便什么人都有能力来完成，这往往需要那些富有经验且身体比较柔软者才能胜任，普通人盲目模仿会对身体造成不必要的损伤。绝大多数人都不是特技演员，模仿别人的特技不要超越自身极限，许多高难度的性爱动作并不适合自己，现实中难以"身体力行"也是必然的。盲从的结果只能是自讨苦吃，而毫无愉悦之感。网上报道，有女子把电影里的"设计动作"当真，加以模仿，并受伤流血。由此看来，高难度性爱姿势有损双方身体健康，不宜模仿。

人生尽欢需纵情，而性交理所当然地是性情男女纵情尽"性"的美妙时刻，但高难度的激烈性爱对女人和男人都是具有明显危害性的，可以引起男女生殖器官的损伤和其他许多不愉快的事件，让本来十分快乐的性交过程变得异常痛苦和尴尬。

激烈性爱是女性外阴、阴道和子宫损伤的罪魁，也是男性阴茎头和包皮损伤的元凶，甚至可以让男人的阴茎折断，这方面的例证不胜枚举。

激烈性爱造成男人的阴茎折断现象也偶有发生。阴茎在充分勃起后，若受到猛烈的撞击是会折断的，就像骨头折断一样，医学上称之为"阴茎闭合性撕裂症"，也有人将阴茎折断形象地称之为"阴茎骨折"，是阴茎的海绵体外面的白膜不堪重负而发生破裂的一种特殊情况，属于男科学的急症之一，需要紧急处理。阴茎折断多发生于性情粗暴急躁的青壮年，常见于粗暴的性交行为，在颠簸的车内进行性交者出现阴茎折断的情况也有报道，也可以是来自于女人对男人阴茎的粗暴"虐待"所致。例如，女方在尝试高难度性爱时的过度扭转身体等。

此外，激烈性爱可以诱发男子的阴茎异常勃起。阴茎异常勃起并非性欲亢进的表现，是在某些病因刺激下，引起阴茎的持续充血状态，临床上可出现阴茎明显肿胀、疼痛，发展下去常使血液瘀滞，黏度增加，静脉回流更加困难，甚至形成血栓和局部肿块。若病情继续发展，受影响的血管闭塞并纤维化，最后常出现永久性阴茎不能勃起，无法进行正常性生活，危害极大，是一种急症，必须尽快处理。

因此，建议在性生活时一定要特别小心，激情男女一定要控制自己的情绪，千万不要让过于放纵性爱而产生不愉快的结果，尤其不要轻易效仿那些"超人秀"的表演。

 ## 性爱姿势，求精不求多

一些女性认为：做爱时候的姿势越多性生活质量也越好，到底是不是这样的呢？

值得注意的是，别样的感受却并不一定是最良好的感受。并不是所有的性交姿势都能够让性生活锦上添花，也不一定为夫妻双方都完全接受。因此，寻求新鲜，不一定要高难度！选择性交姿势应该根据夫妻间的共同需求和爱好而决定，而且每对夫妻都应该摸索出最适合自己的姿势，主要选择彼此都喜好的一两种姿势进行性交；在彼此都有情趣时，可尝试其他性交姿势带来的不同感受，或许能够摸索出可以替代常用性交姿势的新花样。

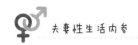
探索适合自己的性交姿势

结合自己的性爱情趣与需求，适当地使用一点性技巧，改变单一的性交方式，的确可以提高性兴奋性，改善性生活质量，例如变换性交体位，女上位可以让女方做一回主动者，这还有助于克服男人的早泄，也是妊娠女性经常选择的性交姿势；侧位性交、女仰卧而男站立位性交也都被频繁选择，并可带给痴情男女不同的性感受；让女方在性交过程中抬高男人的睾丸和阴囊，并向会阴部适当挤压，可以提高男人的性快感，促进射精和高潮的到来，等。因此，持有这种观点的人士不在少数，也是在情理之中的事情。在人们的眼里，那些性交姿势层出不穷、花样翻新的夫妻似乎能够体验到更加美妙的性感受，并让许多夫妻艳羡不已，使得他们也在不断地尝试新的性交姿势，以期盼得到极品乐趣。

特殊情况，特殊姿势

时代的进步，使得慢性病患者以及残障人士对于和谐、美满性生活的追求也与日俱增，对于此类人群生理和心理上的特殊性，决定了其尚不具备与正常人群相当的性能力。此时，可以首先尝试不同的性交体位，以寻找最舒适的姿势。配偶可能需要改变性活动方式来迎合对方在生理或机械体位上的特殊需求。由于每对夫妻的具体情况不尽相同，而类似的技巧也有许多，努力探索，都可能在性生活中逐渐发掘出彼此最喜爱的性交姿势及其他条件。

 结束语

实际上，提高性生活质量的方法绝对不仅仅局限于改变性交姿势这一个方面，恩爱夫妻完全可以通过相互体贴和尊重、密切配合、消除不良心理因素等，在轻松的氛围中完成性交，即使是仅仅采用最传统的性交姿势，也都有助于提高

性生活质量。

9. 感情和激情如何统一

和谐美满的性爱需要激情和感情的完美统一，也需要愿望（欲望）与功能（行为）保持一致。许多求助于医疗帮助的性功能障碍患者，无论是男性还是女性，多数存在这种难以统一的尴尬局面。例如，想性生活时却忽然间没有了感觉，有了感觉却难以勃起。一位新婚女性就存在这种感情与激情偏离的情况："我明明很在乎我老公，也有很多性要求，可是一见他我就没感觉了，我也没有这方面的恐惧啊！"

实际上，女性也可以存在性功能障碍，而且比男性的性问题更加复杂。虽然这位新婚女性也有性要求，但是"一见他就没感觉了"，可见这种要求很脆弱，也很勉强，这仍然属于女性性功能低下范畴，可能存在性欲低下和高潮障碍等一系列问题。流行病学调查结果显示，成年女性中有18%～76%承认存在性功能障碍，绝大多数属于性欲低下，值得重视。

激情性爱中"没有感觉"是一件很危险的事情。如果你每次做爱都提不起精神来，逐渐地将会让男人感觉到愉快美好的性生活改变了味道，具有施舍、勉强和应付的成分，这会让男人很没有面子，也很扫兴，必将严重地伤害到丈夫的自尊心和夫妻感情，并可能导致对方的性功能障碍和婚姻危机，而所有这些后果是男人和女人都不愿意看到的。

造成女性性欲低下和高潮障碍的原因很多，主要包括精神心理因素、生理因素（内分泌功能紊乱等）、内外科疾病及化学药物等的影响。任何破坏女性激素内环境的因素，例如自然绝经，手术或药物诱发的绝经，内分泌疾病，营养过剩与过度肥胖，化学因素（某些降压药、镇静剂、酒精、嗜烟、大麻等）等，都可以导致女性的性欲低下。此外还存在许多社会心理因素。

由于性欲和高潮是明显受到内在因素与外部环境影响的，所以进行性咨询和性治疗是最为有效的方法，不妨调整认识问题，并积极寻求医疗帮助，进行健康体检，尽早明确自身的健康状况。同时我们提倡性伙伴参与康复过程，丈夫对女性的性欲低下可能要负有部分责任，男性在女性性欲低下康复过程中也应该有所作为，这就是著名的"性问题，夫妻同治"的新理念。

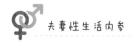10. 房事前洗"小澡"比较好

房事前痛痛快快洗个热水澡，是大多数夫妻的良好生活习惯，甚至在某种程度上可能有助"性"的作用。例如洗澡时肌肉关节的活动、温热水对皮肤毛发的刺激、去除污垢后的清爽，尤其是洗涤用品带来的清新和芬芳的感觉都会激发激情男女的性情。如果能够夫妻同浴，则更加妙不可言，彼此对对方身体的全貌欣赏和触摸将会让"性"情发挥得淋漓尽致。

但是，有些观点却不支持房事前洗热水澡的习惯。

有人认为，人体自然而特有的体味，能够刺激人产生性欲，提高性兴奋的程度。例如据记载，拿破仑在与皇后约瑟芬亲热前，因为迷恋她的体味，总会派人提前告诉她先不要忙着洗澡。因此认为，房事前洗澡可能败"性"，不值得提倡。

从医学角度看，洗澡后随即行房，可能会影响性生活的质量。人体对血流量有自动的调节功能，哪个器官工作忙就会向其"调动"一些血液。洗澡后，温度和摩擦使血液向皮肤流动，并停留一段时间，这时行房，性器官向皮肤"抢"血液，就会发生调配上的矛盾，性器官难以得到足够的血量供给，必然影响性生活的质量。也许青壮年人还不大理会这个现象和其中的道理，但是对于中老年男性以及那些身体条件较差的人则不然。对于他们来说，性生活前偶尔痛痛快快洗热水澡一两次倒也无妨，倘若长期如此，体内血液循环总处在失衡状态下，不但影响性功能，还会使心、脑的血液供应相对不足，容易产生头晕、心悸、乏力的感

觉，甚至发生昏厥。

既然洗澡可以降低性生活的质量，是不是就可以忽略这个习惯呢？实际上，男女"下体"隐藏在衣裤之中，少见阳光，正是细菌、病毒生存繁衍的场所。常见的阴道炎、阴茎头炎、淋病等的传播，都和性生活时性器官不洁有关。因此，清洁此处的卫生是非常必要的，无论是在性交前还是性交后都应该进行局部的清洁卫生。性交前清洁可以避免将自身的脏东西或病原体带入到对方的体内，保护对方；性交后清洁可以避免将对方的脏东西或病原体带入到自己的体内，保护自己。

那么，应该怎样做才能既保持清洁卫生又能"性趣"盎然呢？可以采用下面的两个小窍门来平衡两个极端的矛盾：①洗小澡讲卫生：即仅对生殖器官局部进行必要的清洁，以简单的局部清洗来代替洗澡。应注意，清洗后不要用换下来的内衣擦拭性器官，同时认真用洗手液洗手。②歇一会儿助"性"趣：在淋漓尽致地洗澡后，最好先休息半小时，可以稍事休息或睡眠，或者夫妻间可亲昵地聊聊天，说些对方喜欢听的话，调节好性生活的气氛，待到体力和皮肤血流量恢复正常时，再行房事就比较合适。

11. 不要让"小别"成为"性"福的障碍

俗话说的小别胜新婚，绝大多数鹣鲽情深的夫妻，经过分离后的相思和渴盼，在重聚的时刻确实体验到了往日夫妻生活所难以体验到的温馨和快意，当然也包括那激动人心的"性"福。但是，如果不注意生活中的一些细节，也会让幸福瞬间转变成永久的不"性"。对于这一点，小赵是深有体会的。

连日来小赵为了工程抢进度已经连续奋战了几个昼夜，刚刚可以歇下来"喘一口气"了，他便急匆匆地赶回家里，再次见到心爱的妻子，一股爱意和歉疚之情占据了他的大脑，尽管疲倦和困意十分强烈，但一定要好好地回报妻子一次的

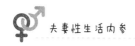

念头还是占据了上峰，夫妻双方很快就都已"性"致昂然难以自持，并迅速进入了状况。但是小赵却在关键时刻"掉链子"了，也说不清楚自己到底怎么了，只觉得心跳的十分厉害，双下肢软弱无力，并出现颤抖、抽筋情况，坚持还不到1分钟就瘫软了，"公粮"也没有能够交上。显然，妻子对自己的表现十分不满。这也让小赵从此一蹶不振，有好长时间都心有余悸，害怕再败下阵来该如何面对娇妻。

小夫妻间出现的这种性不和谐现象在日常生活中是很常见的，经验之谈的农村谚语"百里不同房，同房不百里"讲的就是这样的一种情况，让夫妻生活不要在过度劳累后进行，否则容易诱发性生活的不和谐。而外出归来的游子，多半身体疲惫不堪或患有感冒等微恙，难以支出性交所需的体力也是在情理之中的。此外，毕竟许久没有尽"性"了，不加节制的仓促、连续性交，还容易诱发许多极其不愉快的事件，例如积攒日久的"精华"可能早已按捺不住，加之强烈的兴奋情绪，特别容易诱发早泄；满胀的精囊在连续快速射精过程中容易导致小血管破裂，出现让人恐惧的血精也不罕见。所以，"小别"夫妻在重聚的那一刻，不仅想到的是要完成渴望已久的交合，还要想到你能否支付出性交所需要的体力！夫妻双方是否患有某种疾病或身子"不方便"！同时，为了让那激动人心的时刻更加完美，你是否需要进行一些必要的准备，而不必急于仓促"上阵"！理想的做法是，配偶不妨问一句：你现在就想"要"吗，需要先休息（小睡）一下吗？今天先暂时不要好吗（代以温柔的抚摩、亲吻和拥抱来缓解性的饥渴）？今天先一次，改天再尽兴好吗？你会发现这些办法很管用，会让夫妻充分享受性福。

12. 性生活中当防"挤压综合征"

采用上下体位是绝大多数夫妻所乐于选择的性交姿势，在上位者多为男性，是性生活中的主动一方，控制着性交过程；下位者则为被动一方，并不得不负担着爱侣躯体的重荷。设想一下，如果上位者的体重过于沉重，那么处于被动体位的一方将难以承担长时间的性交过程，并容易出现各种不适现象，这种情况尤其多发生于肥胖丈夫和瘦小妻子的家庭之中。总体来讲，丈夫的体重多数超过妻子，男性在性生活过程中多数占有主动的地位，采用男上位的家庭居多。对于瘦小的妻子来说，每次的性交带来的不仅有欢娱，还不得不为此而付出艰辛的代价，性生活之后往往会自觉胸闷、气短、气急、胸部疼痛，甚至严重者可以出现咯血、鼻出血等现象；过于粗暴的性生活甚至可以造成性器官的损伤，尤其是月经期、哺乳期或产后恶露不尽时性交，或在生殖器官有炎症、手术瘢痕、肿瘤或在绝经期后性交，容易因过度压迫而引发子宫破裂、阴道后穹隆破裂、腹膜破裂，致大出血；性交过程中也可因为搂抱过紧，挤压颈动脉窦过猛、过重，而出现一过性晕厥或意识丧失，表现为面色苍白、大汗、呼吸急促、血压低、意识丧失等症状。上述这些感觉给夫妻间和谐的性爱过程带来了相当程度的不愉快，甚至因此而恐惧性交，可以让夫妻因此而不"性"福。临床上把这些症状统称为"房事挤压综合征"。当然，这种现象也同样可以发生在处于下位的瘦小男人身上。

我们在体力劳动过程中由于用力不当或过猛，会造成胸胁疼痛或者出现咯血现象，这种不适当的用力现象同样也可以发生在性生活时。产生房事挤压综合征的主要原因就是由于上位者身体过重，而下位者身体瘦弱，尤其是体质较孱弱或瘦长体形的女性采取不良的被动体位，性生活时沉重的男性身体压在女性的身上，后者为了支撑前者的体重，用力屏气，使胸腔内的压力骤然上升。当胸腔内的压力上升到影响肺部的正常呼吸时，就会感到胸闷、气急、气短，出现呼吸不畅的症状；当胸腔内压力增高到一定程度，便会牵动和扩张胸廓，损伤胸膜，产生胸肋疼痛与紧压感；胸腔内压力继续上升，可使气管和肺黏膜上的毛细血管破裂，出现咯血或流鼻血现象。

因此，对于夫妻身材相差悬殊的家庭，从关心爱人身体健康和维持长久"性"福的角度出发，平时应该多注意彼此的体质情况，注意督促对方锻炼平静而有规律地深呼吸；在性交过程中适当地改变体位或姿势，尽量避免让身材魁梧或肥胖的一方采用上位姿势，有利于预防挤压综合征的发生，例如可将其置于下位，当然也可以采用对双方都没有太大负担的侧卧位、坐位等性交体位；过于沉重的躯体压在配偶的身体上，会让配偶感觉很不舒服，但是当不得不选择这种不利体位时，上位者应用双肘来支撑体重，以尽量减轻带给下位者的压力。

一旦出现房事挤压损伤现象，应适当地休息。尽管绝大多数出现房事挤压综合征者，经过全面检查往往并不能发现任何明显的器质性病变，适当的休息和调整多可自行恢复，但也不应该大意，应及时到医院接受检查和治疗。

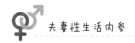

13. 女上位可以克服部分男人的早泄问题

许多年轻夫妇可能都遭遇过让性生活"败性"的事情：男人早泄，这常让夫妇都十分苦恼。尽管性生活中出现早泄首先要怪罪男人，但是在这个过程中女性也有责任，也责无旁贷，而女性在性生活过程中应该有所作为来扭转被动局面，摆脱早泄带来的不快和尴尬。

原发性早泄是指阴茎勃起未进入阴道或刚刚进入阴道但维持时间不到 1 分钟就排精。早泄的发生多与精神因素有关，性生活时紧张、恐惧和焦虑是早泄的主要原因，这种紧张心理往往产生于早年频繁自慰、新婚之夜时的过度紧张、夫妻久别重逢等情况。"心病"当然还要心药来医治，这种情况一般稍加心理调适、休息，多可自行恢复。

其实，性生活是夫妻之间互相配合的事。女人也可以把自己的关心向丈夫说明，在过性生活时，妻子可以为丈夫抚弄阴茎，使之勃起；感到要射精前，停止抚弄并等待射精冲动的淡化，重复进行三五次后再完成射精。这种训练可使男性生殖器承受摩擦能力逐渐提高，从而养成延长或推迟射精时间的习惯。性交中当男方即将射精时，女方可脱离阴茎，并挤压阴茎头，或牵拉阴囊，使性兴奋感减弱也可阻止射精的发生。

必要时，还可采用女上位的方式过性生活。此时的男人腰骶射精中枢接收到的刺激明显减少，这样不仅能延长射精时间，还可使双方共同达到性高潮。

14. 夫妻生活，自己别当第三者

在性生活中获取强烈的性高潮和性感受是所有夫妻向往和渴望的，然而许多结婚多年的夫妻，往往也没有达到这种程度，甚至于其中的某一方（绝大多数是女性）终身都没有体会到那种让人飘飘欲仙的高潮感觉，他（她）们中的一些人对此表现出了极大的失望和遗憾，并因此而可能影响到了夫妻间的亲密感情。

有相当部分的夫妻可能与他们太过紧张、执着，反倒限制了对性生活的仔细体验和充分发挥。要想获得性生活的巨大满足，需要夫妻双方均充分进入角色，需要彼此充满激情的身心投入。然而有的人却在性生活中有意无意地扮演了"第三者"的角色，冷眼旁观，以理智的、评判的心态去设计和体验性生活的过程，这反倒阻碍了双方达到高潮，而受害的往往首先是自己。

张女士结婚的头几年里由于忙于生养孩子，也没有太多的精力和心情探讨"性"情问题，渐渐地孩子利手利脚的时候开始把心情转移到了关注"性"福问题上，并从书本上得知性高潮是一种让人如何愉悦的感受，而自己尽管也还有说得过去的性反应，但似乎从来没有体验到那种难以描述的激情时分，顿时觉得自己虚度了许多好时光，于是开始按照书本上的描述留意起自己的"夫妻交响曲"，并在过性生活时以"第三者"的身份，去捕捉和体会这种感受。此后不久她发现自己的性生活并没有那么温馨浪漫和动人心魄的感受，觉得自己似乎从没有过真正的性高潮。这种心态不但影响了自己的"性"感受，连以往的感觉也难以"重温"，还因为性生活过程中对丈夫的过多指责和不满而坏了丈夫的心境，让夫妻双方"败性"的次数越来越多，夫妻生活质量当然越来越差。

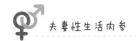

对性爱的这种过高的要求和"旁观"行为，使得人工"制造"性爱的味道更加浓烈了，因而使得性爱的负担也就产生并增加了，紧张焦虑情绪也就出现了，随心所欲、顺其自然的自然发挥也就少了。实际上，性爱是两个人之间的事，美好和谐的性生活需要靠夫妇双方共同努力来实现。下面的一些建议可以考虑在摸索性和谐及增强"性"感受中尝试，或许可以起到松弛紧张神经的作用，可能获得意想不到的效果：①夫妻性生活前要充分做好准备，双方均应该积极参与，采取各种方法来激起对方的情与欲，只有在"进入状态"下的性生活才容易获得满意；②在性生活中尽量放松自己，慢慢地体会性所带来的感受和体验，而不要把自己的注意力完全集中在性感受上；③在性生活过程中把握自己的每一个举动，让你逐渐地接近理想境界；④把自己的感受告诉对方，得到配偶的理解、支持和有力的帮助，双方互相尊重、互相体贴、配合默契才可以达到性生活的最高境界。

追求美满和谐的性生活有赖于爱侣双方的情感交融，一定要有良好的感情基础和心态，在感情上做到水乳交融，将性爱与情爱融为一体。在性生活中主动、默契地配合，密切协作，共同充当"二重奏"的主角。此外，激情是100%的"伟哥"和"伟嫂"，人生激情当尽欢，而尽欢的前提之一就是随心所欲，这反倒可能激发更大的"性"情，因而没有必要太过于为自己的行为举止设计过于苛刻的步骤，或过于墨守成规地旁观等待。

正处在精力充沛、激情亢奋阶段的青壮年男人，你完全可以要风得风、要雨得雨，完全没有必要刻意寻找所谓的性爱感觉和性爱诀窍，随意发挥都是真情的流露和刻骨铭心的记忆；处在激情不再阶段的中老年男人，也应该是坦坦然然、平平淡淡才是真，跟着感觉走的感觉最好，而不需要刻意强求。实际上，最高级、最通用的"性技巧"不是动作上的而是心灵上的，是尽可能多地把爱慕、依恋、亲密和关心的真情倾注和浓缩于性生活之中。因此提醒追求"性"福的人们，在过性生活时不要做旁观的第三者，要全身心地投入，只有这样，才能获得最多的满足和"性"福。

15. 夫妻生活要注意"保鲜"

绝大多数的夫妻在新婚时期，的确会有一段非常甜美的时光；在经过了一段共同的生活之后，一些夫妻可能体验到了越发美满的生活，而许多夫妻的生活，尤其是性生活逐渐地变得乏味了。据观察，夫妻间从彼此探索、了解，到完全熟悉的时间一般需 7 年左右，并极其容易在此后出现矛盾，使夫妻生活遭遇挫折，因此也习惯地称之为夫妻生活的"七年之痒"。

也许是因为朝夕相处，每天面对着柴米油盐千篇一律的琐碎生活，彼此不再像婚初那样具有新鲜感；或者因为工作压力、生活紧张等因素，让夫妻间的性爱过程很容易流于公式化，长期在固定时间、固定地点、以同样的方式来做爱，久而久之双方都有可能会厌倦。这种厌倦对维持夫妻间的良好感情和家庭和睦是极其不利的，明智的夫妻应该充分认识到问题的严重性和解决的迫切性，并做出相应的调整，从而改善性生活质量。

善于驾驭配偶情感的人，首先要善于驾驭配偶的"性"情。所以，如何让配偶感"性"趣，一直是所有已婚夫妻的必修课。为了更好地掌握这一门"学问"，已婚者应该注意自己生活中的点滴事项，不断增加自己的"性"的吸引力，营造浪漫的性生活气氛与情绪，不断地沟通学习性技巧，并在普通生活和性生活两个方面做到下述几点：

（1）心态的调整：在日常生活中夫妻要保持性格开朗、胸襟开阔，并保持一定的幽默感，而不要精神抑郁，封闭自己。彼此多沟通，增进了解和爱意，从而建立起更多的生活乐趣。

（2）注意自我形象和得体的外貌修饰：视觉是产生"性"趣的重要来源，所以外表和打扮亦是吸引配偶的常用方法之一。外表的干净和整洁可以让别人对你的精力和魅力同样地敬重，并因此而赢得有能力和精力充沛的感觉，这不但对配

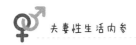

偶很重要，对自己就更重要。许多婚后多年的夫妻不太看重装扮自己来吸引对方，许多以前不易被发现的缺点都会毫无保留地呈现，很容易失去对彼此的新鲜感和期待，这是和谐夫妻生活的巨大潜在危机，长久下来都会令人觉得索然无味。所以，在婚后更要注意仪容，要有适度的修饰，展现时而娇艳时而狂野的万种风情，尤其是在"床上"的打扮也不能草率。

（3）含蓄的语言交流：语言是一门艺术，透过语言传递感情，是最简单有效的情感沟通方法。贴切的话语，可以让配偶感觉到他对你的重要性，甚至感觉到你的浓浓爱意；与配偶就比较敏感的私人话题密切交流，例如"你何时会产生性高潮？"、"你对性的最敏感部位在哪里？"等问题会让对方产生遐思，在脑海中幻想类似画面，进而感到亢奋。但是要注意语言以及语言表达环境的温馨和私隐，多数配偶并不太容易接受过于露骨直接的性伙伴，语言和表情要真挚诚恳，语言和情调千万别太过火，若有似无地暗示才算高明。

（4）加强对配偶的嗅觉刺激：无论男女对嗅觉刺激的反应都极为敏感，可针对此项特质加以利用，适当喷洒不太强烈但十分温馨诱人的香水，皆能让配偶为之魂牵梦绕，这对两人之间的情感交流和密切必然有所裨益。

（5）全方位身体的亲密接触：彼此相爱男女的身体接触是传达爱意的重要行为，也是最易引起性欲的方法之一。不论是小鸟依人地依偎在对方的怀里，或者是大胆地拥抱，都不失为挑逗的好方法，让配偶产生顺势征服和占有你的欲望，借此增加对方的欲念。当然，身体的接触不应该局限于性器官，而应该包括全身各个部分，例如头、手、腿、脚等，你可能在一个意想不到之处发现配偶的"性"敏感点而激发出对方的更大的"性"激情。

（6）性技巧的有益尝试与探索："喜新厌旧"是人的本性，因而人们喜欢不断创新。夫妻长期相守，习以为常，性兴奋能力下降是很自然的事情，因此夫妻之间性生活创新尤显重要。多数夫妻有可能长时间只采取1~2个固定的体位来做爱，男人始终是主动的一方，长期下来比较容易造成感觉缺乏，因此偶尔变换体位，采取不一样的方式，可交替性交姿势体位，采用女上位、后入位和侧入位，让妻子尝试做主动的一方，双方更容易达到满足；改变性交地点，有意识地在客厅、沙发、地毯或宾馆同房；短暂的夫妻分离，也可以达到小别胜新婚的效果。

（7）不要给自己过高的要求，接受不再"十分坚硬"的阴茎：已婚多年男人的阴茎勃起硬度肯定不如刚结婚的时候，但这并不应该成为影响夫妻性满意程度的重要因素。事实上，对于多数夫妻来说，阴茎勃起的硬度只要维持在 60%～70% 就可以满足性生活的需求了。此外，此时男人阴茎的这种"让人不愉快"的变化还可能延长了同房时间，改善性生活质量，敏锐的夫妻是会体会到其中奥秘的。

（8）以少胜多：婚后多年的夫妻性生活次数必然要进行相应的调整，不要勉强去与自己初婚时候的性交频度攀比，不要在性生活数量上斤斤计较，而应该更看重质量。"小别胜新婚"就说明了一次高质量的性生活对夫妻双方的感受有多么重要。调整后的性生活次数可能要少了一些，但只要夫妻能够同时获得身心上的满足，哪怕性交的次数再少，仍然可以感受到情感和身体上的巨大满足。

（9）以慢胜快：随着男人的不断成熟，性兴奋的节奏和性交速度逐渐减慢了，达到高潮的时间也延长了，这种变化从表面上看似性能力的降低，实际上却使得男人与妻子的性兴奋过程更加接近了，容易使夫妻性感受同步化，这种富于情感的缓慢动作对妻子更加具有诱惑力，也更加容易燃烧起妻子的热情，可以让男人感受到带给对方愉悦后的巨大快乐。

实际上，遇到"七年之痒"问题时，夫妻彼此都应该冷静下来，仔细分析造成感情淡漠和性生活失败的原因，在家庭内部进行必要的调整就可能奏效，这些协同治疗措施都是为了爱，是一个真正恩爱夫妻的试金石，而且这些措施也确实是密切夫妻感情和"性"情的一剂"灵丹妙药"，许多夫妻都体会到：这一招"百试不爽"，从而获得持久的快乐，让生活益发多彩多姿。

16. 妻子一句话，让他不能勃起

丈夫贺先生的悲剧是发生在上个月的一天晚上。我又因为加班回去晚了，也

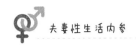

感觉比较累。妻子示意她想过性生活，我当然责无旁贷。也许是身体状态不佳吧，很快就结束了。妻子很不高兴，对我说："你知道吗？我很少满足过！"说完，她就背对着我睡了。我感觉心里不是滋味，但觉得自己也确实应该"提高提高"。过了两天，我很想弥补一下，但遗憾的是，我感觉有些紧张，手脚冰凉，心跳很快，阴茎硬不起来。奇怪的是，在没有开始性生活前戏时，阴茎是硬的，但是一旦开始前戏，开始亲吻、接触时，就感觉心跳加速，手脚出虚汗，也很担心不能勃起。结果也是不能勃起。自那以后，同样的情况每次都发生，几乎再没有一次成功的性生活。现在非常苦恼，请问医生，这就是常说的"阳痿"吗？应该怎么办才好？

对于丈夫的问题，妻子汪女士却有另外一番解释。就因为我说了一句"很少满足过"，他可能受了刺激，以后连勃起都困难了。事实上，他以前持续的时间也比较短，而现在更差了。我们感情还是不错的，为了让他重新振作起来，我一直安慰他，告诉他这并没有什么大不了的，生活上其他方面不是很好吗？可是安慰了很多，他的情况并没有改变，每次一到性生活前戏就不能勃起。我想他是不是可能患了性功能障碍，只是现在比以前更重了。

在仔细阅读来信并全面分析夫妻双方的问题后，医生给他们的答复信中写道：从来信中不难看出，这对儿夫妻的性生活出现了问题，并担心男人发生了勃起功能障碍（俗称：阳痿；简称：ED），而问题的导火索是女人的一句怨言和男人的一次"败性"行为。

许多人在性生活方面存在认识误区，认为只要女人有要求，男人就应该随时随地准备应战，而实际情况却不尽然。男人并不是机器，男人的性能力不会"随叫随到"，性交前的男人也需要有心理和生理方面的必要准备过程。此外，男人也不是生活在真空中，生活方面的诸多不利因素都会对男人的性表现有所影响，例如夫妻任何一方患病、工作压力过大、过于紧张焦虑、身体过于疲劳、饥饿或酗酒后、情绪低落、环境不佳、夫妻感情不和睦等，均可以让男人表现"失常"。贺先生在"感觉比较累"的情况下发生的失常表现自在情理之中。更加重要的是，偶尔的"不行"并不意味着ED，医学上诊断ED往往需要至少3~6个月以上的阴茎持续不能达到或维持足够的勃起以完成满意的性交。按照这个标准，短短的一个月"不行"并能不能给自己冠以"ED"的恶名。性生活短期的不和谐，而且有比较明确的病因，经过适当的调整，绝大多数男人都可以很快走出 ED 的阴霾。

俗话说"良言一句三冬暖，恶语一句六月寒"。许多人将不能满足配偶的性需求看作是男人"性无能"的表现，而男人最担心的也就是丧失自己的性能力。妻子的一句"你知道吗？我很少满足过！"无疑是对男人性能力的最大否定，这让贺先生的心情和自信心都遭遇到极大的不良影响，成为后续问题的始作俑者。试想一下，尽管男人也试图努力摆脱性能力不佳的困境，如贺先生也觉得应该"提高提高"，但在男子汉气概受到严重挑战和蔑视之下，情绪低落的男人怎么能够还会有正常的表现！因此才会有贺先生在后来的负罪、紧张等不良心理因素影响下，使得一切努力付之东流，甚至还不如以往的表现。要知道，男人在紧张和焦虑的情况下，体内的肾上腺素大量分泌，全身的肌肉处在收缩状态，使得性交时阴茎海绵体平滑肌的舒张和勃起变得更加困难，才会招致失败和打击的惨痛结局，让男人一败涂地。所以，"关键"时刻莫要说"败性"的话，这是给汪女士及那些希望保持良好夫妻生活的所有妻子的忠告。

摆脱"不性"有办法。丈夫遭遇困难，妻子一定要做些什么，绝不可等闲视之。丈夫的性能力出现了问题，妻子有一定的责任，而且妻子也是受害者，男人的性能力康复更不能缺少女人的帮助。尽管汪女士在丈夫出现问题后，也给予了一定程度的理解和宽容，但是这些还远远不够，应该给予更多的关注和努力。既然性功能障碍的原因来自双方，康复过程就需要夫妻共同来完成。首先，夫妻双方都要放下思想包袱，相互表达情爱并在交流中获得愉快感受，从而达到治疗心理性性功能失常的目的；其次要选择温馨幽雅的环境尝试再次性交，加强性交前的"前戏"以增加彼此性器官的分泌液，可以减少性交的痛苦和恐惧；必要时可以在医生指导下短期使用改善阴茎勃起的药物"保驾"，以确保性生活的成功。

此外，男人也要学会说"不"。当对方提出性要求，而男人又觉得"不在状态"的情况下，即使是使用那些有肯定疗效的壮阳药也难以"性"致高昂，此时要学会婉转地说"不"，以免遭遇身心打击。而在身心健康状态良好、夫妻感情

（尤其是激情）高昂的情况下，可以让性爱发挥到淋漓尽致的程度，并使治疗药物发挥出最大功效。

夫妻感情良好是你们夫妻摆脱目前困境的坚实基础。但愿汪先生在妻子的协助下尽快能够摆脱目前的"不性"局面，重振男子汉子雄风，找回往日的和谐生活。

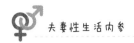

17. 挽回失去的性爱诀窍：沟通，沟通，还是沟通

遭遇第三者插足可能是每个家庭都不愿意面对的事情，可以让幸福的家庭生活充满危机，但这种现象也确实在一定范围内存在，女人的"红杏出墙"或男人的"一失足"足以让多年的恩爱夫妻前情尽弃，甚至反目成仇，家庭解体。

考虑到在多年的共同生活中建立起来的感情，尤其是家有儿女的亲情牵挂，许多夫妻还是选择了最终和解的方式解决问题。但是在逐渐地重新建立起新生活过程中，感情上仍然很难"过得去"，尤其是没有"外遇"的一方将更加难以平复心头的创伤。

就让新的生活重新开始吧！

话说起来虽然简单，但是做起来还是很困难的。

在夫妻间的一方与第三者有过亲密的性接触过后，一些东西注定是要改变的。经历过风风雨雨后，彼此的感觉发生改变毫不奇怪。不过，有时候这些东西很微妙，不易觉察，或者人们并不愿意去正视而已，生活中的许多事情其实就这么微妙。以后的结果会怎样，对夫妻来说都是无法预测的。但是，经过这一风波后，他们可能更加深深地意识到，爱与性是种微妙的东西，一旦失去或者改变了，再要挽回原样就很难了。

尽管挽回失去的爱往往很困难，爱与性也的确是很微妙的东西，但从种种迹象来看，许多这样的家庭最终并没有走向解体，他们中的多数最终还是选择了家庭和孩子，而对方多数也愿意接受"回头浪子"，只是发生了某些变化。改变也许并不是坏事，更没有必要一定要"挽回到原样"。常言说得好：不经历风雨，怎能见彩虹。经过"劫后余生"重新找回家庭的感觉与和谐的夫妻生活，尤其是带有深切负罪感的"失足"一方，将会更加珍惜这失而复得的团聚，夫妻间的感情也会得到升华。实际上，家庭关系就是在不断摩擦和磕碰过程中逐步走向成熟和稳定的。

和好后不仅在感情上会彼此存有一定程度上的芥蒂，性生活上也容易出现问题。遭遇到性生活的尴尬自然有多种原因。情感上的隔阂以及受害方所经常采取的分居等性惩罚，可以对彼此的性欲望和性功能都产生巨大的打击。即使是对于那些没有感情纠葛的夫妻来说，在遭遇过某种不利情形后，例如经常分居，也难免出现重聚后的性方面问题。因此，对于背负许久负罪感的一方出现问题更在情理之中，也许过于迫切期盼在性生活中有出色表现来弥补自己的愧疚，反倒阻碍了彼此性能力的协调发挥。家庭危机中受害者的生硬态度，也限制了夫妻间的感情交流，往往让对方时时体会到嫉恨、不原谅还存在于夫妻间。不信任是最难以接受的情感伤害，而情感伤害也进一步加剧了性生活的困难。

所以，家庭危机中的夫妻间的问题，多半出在沟通欠缺上。努力行动起来吧，挽救一个家庭，拯救一段感情，与对方沟通、再沟通，给对方一个机会，也给自己一个机会。

18. 两地分居让我们夫妻难再"性"福

一个不"性"的丈夫在进行咨询过程中向专家发出痛苦的求救：我们本是恩爱夫妻，已经结婚多年，并有一个人见人爱的儿子，男人的强者特点让我将事业放在了第一位。随着事业的不断发展，钱越赚越多，而夫妻分居也越来越频繁，甚至有时可以连续几个月不回家，但我对妻子的忠诚没有改变，也绝对没有越

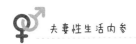

轨行为。刚开始外出办事，只是偶尔尝试手淫来借以宣泄，逐渐地一发不可收拾而迷恋上了此道，直到最后这次经过半年分居，再次回家后使尽浑身解数也没能满足爱妻，才发觉事情严重了，但为时已晚，再回头太难了。我知道问题出在哪里，是经常分居和手淫造成了我的阳痿，现在即使手淫也不能让阴茎勃起很硬，而且一旦停止刺激，阴茎很快就会软下来。像我这种情况还能恢复吗？

了解了基本情况后，专家告诉他：性生活出现问题在所难免，只要有爱在，克服困难就都会变得比较容易，即使是十分困难的问题也不难战胜。不要过分埋怨"手淫"，手淫与性交具有同样的生理反应，适度的手淫不会对身体造成任何伤害，许多经常分居的夫妻最经常选择的安全性活动方式就是手淫。来信咨询的"丈夫"问题并不严重，请放下思想包袱，你的情况不属于阳痿范畴，但可能是手淫过度，使得勃起神经和阴茎疲劳，导致阴茎敏感性的下降，使人体对性刺激的敏感性和反应性降低，当然就会出现勃起不坚的现象了。毕竟自慰的力度要比女人阴道的力度强烈得多，这给夫妻性生活造成了难以想象的障碍，一旦做爱时，阴茎反而不能勃起、勃起不坚挺，甚至不能在女性阴道内射精等。实际上，这本是人体的一种自我保护机制，注意休息和调整即可，给阴茎一个宽裕的自我调整机会，逐渐可以恢复阴茎的敏感度，必要时配合适当的改善性能力药物，绝大多数是可以逐渐恢复夫妻性生活的。此外，征得妻子的理解、支持和密切配合，对于你的性能力康复也十分有益。

面对同样的尴尬环境下，妻子的处境也很难堪。妻子的抱怨和期望是：与他结婚12年了，我们彼此很恩爱，性生活也一直让我很满意。丈夫很能干，我也支持他奔事业，几年来家里的生活水平也越来越高，但我并不看重他的金钱，他在"那方面"越来越"不行"让我难以忍受。最初我还以为他经常外出，肯定外面"有人了"，但我知道丈夫不像是那种拈花惹草的人，细心观察之下也仍然能够感受到他对我的爱，那么问题到底出在哪里？应该怎样做才能挽救我们的"性"福呢？

针对咨询者配偶的疑惑，专家解答到：面对"无能"的丈夫，观望和埋怨的态度没有任何意义。一些妇女常常会抱怨自己的男人不向她求欢，其实那些男人不一定是不想过性生活，而更可能是害怕性生活不成功。而本文提级的丈夫很可能已经预先跑去洗手间自慰，宣泄掉了胀满的欲望，再回到卧室的时候，已经没有了任何想法也说不定。

　　从"妻子"的来信中可以看得出来，妻子还是十分信任并在乎丈夫的，也对男人的健康充满了关切，并且愿意了解如何才能挽救"性"福，这很重要。当男人遭遇困境时，妻子对于丈夫渡过难关非常关键，丈夫的困难需要妻子的援手，妻子是丈夫最好的"伟哥"。明智的妻子应该立即行动起来，首先探明丈夫问题的真正原因，然后帮助他克服困难。尽管在丈夫性康复过程中有时也会遭遇到难以想象的困难，但办法总是要比困难多的，其中有相当部分的康复过程是可以在家庭内部进行的，但是这需要家庭主妇的鼎力合作。善解人意、温馨可人的妻子懂得该在什么时候、该怎样帮助自己的爱人。那么，机会来了。你可以让性交的场所充满诗情画意和温馨舒适的情调，不要在语言上施加压力，让男人的心理状态可以达到完全放松的程度；减少性交频度或在一定的时间内节制性交，有利于勃起中枢得到必要的休整和调整，精液储备的增加也可相应地增加男人强烈的性欲；加强性交前的诱导和"前戏"，可以让男人尽快进入"实战状态"。同时，妻子应该刺激丈夫其他的性敏感区以助"性"。在以上的办法没有奏效时，可以考虑接受医疗帮助。

19. 再婚夫妻不要总是"重温旧梦"

　　家庭毕竟是温馨的港湾和生活的保障，离婚或丧偶的男女，多数还是要再婚的，况且重新组织一个家庭也是生理上的需求。

　　周家夫妻感情一直很好，婚后不到2年，年纪轻轻的妻子不幸被诊断患有晚期恶性肿瘤，没有多久就离开了人世，撇下周先生一个人。伤痛自然难免，但总要面对生活。在亲朋的帮助下，周先生很快就再次步入了神圣的婚姻殿堂，而

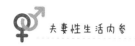
对方是一位初婚女子。新婚夫妻自然有一定的感情，但是在洞房之夜的不愉快却将这种感情丧失殆尽。当新婚夫妻洞房独处时，情绪激动的妻子渴望与爱侣合二为一，实现肉体与精神的完全结合，在不断拥吻周先生的同时，快速地为丈夫宽衣，并急切地握住了丈夫早已十分坚挺的阴茎，但是还没有来得及充分爱抚及插入，阴茎却忽然间痿软了，让妻子十分败兴。最初，周先生也对新婚洞房之夜充满了浪漫情调和渴望，但是妻子的激情把他吓坏了，以致"性"致全无，理解中的夫妻生活应该是女人配合而男人主动的，而此时的周先生脑海里闪现的却是初婚妻子的身影，回想着当初娇羞的妻子在自己的征服下，半推半就地完成第一次以及以后的多次激情结合的场景。事后回忆起来，周先生还心有不甘，自己从来也没有在"床上"败过阵，真的不知道这次是怎么了。

由于再婚夫妻一方或双方有过婚姻史，不论从性心理或性行为方面都有其特殊之处，但人们总是要面对现实，并要往前看的。周先生的问题在于沉湎于过去的性方式，并在不自觉地进行着比较，这对现在的夫妻生活是有害的，对于"变了味道"的性交往往很难达到性和谐和性满足。当然，再婚夫妻性生活不和谐也是不可避免的，需要一个相互协调适应的过程而不应急于求成，并在婚后的共同生活中共同学习一些有关的性知识，更有利于性生活的协调和适应。既然有幸走到了一起，再婚夫妻就应该为这段婚姻负责，并努力来维持婚姻的完整性，包括夫妻感情和夫妻生活，尤其是性生活。

对于妻子来说，要使丈夫从记忆中完全抹掉前妻是不大可能的，也不应强行要求对方忘却一切，但明智的办法是，任其自然，多给予同情和关怀，让对方体会到你深切的爱，消除心理障碍。

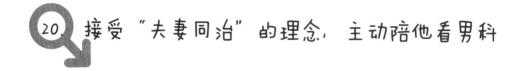

20. 接受"夫妻同治"的理念，主动陪他看男科

夫妻二人一同进入诊室，与男科医生面对面交谈，然后在医生的指导下共

同接受治疗，或者一方接受治疗而对方默契配合，这种"夫妻同治"的模式在许多发达国家已经很盛行，但对于我国男科疾病患者来说还相当陌生，专家同时为男女双方治疗或指导的就更少见了。多数男科专家都认识到，只有大力宣传"夫妻同治"的理念，让夫妻两人都能客观地面对自身问题，才能真正让男人摆脱病痛。

当男人遭遇男科疾病的困扰时，疾病影响的将不仅是自身，还包括他们的家，尤其是性伴侣，而他们最需要的支持和援助也来自于配偶。妻子对发生在男人身上的问题怎样认识、将采取什么样的态度、是否能积极参与到男人疾病的康复过程等，都至关重要，甚至可以起到决定性作用。一个善解人意的妻子，知道该在何时以何种方式来帮助丈夫度过危机，许多男科问题往往可以通过家庭内的饮食制度和生活方式的调整，以及性生活的默契配合而得到化解，且往往事半功倍，应该得到鼓励和支持；而反之，则可让男人坠入万丈深渊、万劫不复，要坚决避免。

夫妻同心：家庭内就可以解决生育问题

目前在夫妻同治方面做得最好的恐怕就要算不育症了。不育夫妇通常夫妻双方都可能有问题，或者说夫妻双方的生育功能都可能低一些，如今临床治疗多以夫妻同治为原则，根据彼此的情况选择针对性较强的措施，疗效显著。避免了单一一方求治康复后却遭遇对方生育功能异常，结果白白地浪费珍贵的生育时机。甚至有些夫妻双方检查都没有太大的问题，就是不怀孕，结果越治疗越没有希望。反倒在最后决定放弃治疗后却获得了妊娠。小孙夫妻俩就是典型的代表。

小孙夫妻辗转求医近3年了，仍然没有结果。最后，夫妻一同来到了男科诊室。医生在详细分析以往的各项检查结果，并对男方进行全面的体格检查后，没有发现他们有明显的异常。因此决定暂时让他们夫妻停止治疗一段时间，放松心情，在家里尝试自然怀孕，并将一般的生活方式和饮食制度、如何寻找排卵期、如何增加受孕机会的诸多措施详细讲解给小孙夫妇，希望他们尝试一下简单、经

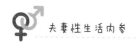

济、方便而且行之有效的家庭内治疗。

从此以后，他们夫妻在日常生活中格外小心，例如在饮食上他们一改偏食的毛病，进行综合饮食，同时争取每天吃进一些新鲜水果，来摄取必要的维生素。坚持选择适量的运动和合理体育锻炼项目。男人不穿紧身裤，而代之以比较宽松的平角棉线裤。此外，避免久坐、热水坐浴、日光浴，戒除烟酒嗜好，不滥用某些药物等。

为了找到排卵期，妻子连续 3 个月进行基础体温测定。通过对基础体温图分析，妻子很容易找到排卵期，将性交时机相对密集地安排在排卵的同时进行，并调整不合理的性生活习惯，例如调整性交姿势，使得射出的精液不容易倒流而较长时间地停留在女性的生殖到内；女性还在性生活后仰卧并抬高臀部多一些时间（30 分钟左右），使精液能够有充分的时间进入子宫颈，增加精卵接触机会。考虑到自己的阴道分泌物十分浓稠，妻子在排卵前后采用弱碱性溶液冲洗阴道，用 1% 的小苏打水 1000 ~ 2000 毫升，放在洁净的盆内坐浴，或者用阴道灌洗器将小苏打水灌入阴道内，然后不必进行清水清洗而直接进行性生活。连续 3 个月经周期的努力，小夫妻终于如愿以偿地顺利怀上了孩子。

因此，一些不育夫妻难以启齿向医生求助，不妨首先尝试上述的方法进行自我调整。在以上方法应用一段时间，一般为 1 年左右，仍然没有让妻子怀孕，就应该接受专科医生的咨询与必要的诊治。此外，这种自我调整方法也可以作为接受医生综合治疗同时的辅助治疗。

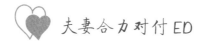 夫妻合力对付 ED

满面愁容的小文夫妇在向医生讲述着他们结婚以来的痛苦生活。"我是一个再普通不过的打工仔，好不容易娶了个媳妇，洞房花烛夜就让我败下阵来了，可是在结婚以前我的阴茎勃起还是很好的呀，而且一直身体健康，啥毛病都没有。当闹洞房的最后一批客人走后，我迫不及待地将她拥进了怀里，近乎疯狂的激吻让我的下体有了明显的反应，渐渐地胀得让我受不了。脱去彼此的衣服后，再次搂抱住她略带颤抖的身躯，让我更加难耐，毫无性经验的我在一阵忙乱之后发觉阴茎没有能够进入到她的身体里面，而对方却两腿僵直，面现痛苦无助的表情，这让我的激情顿然全消，一夜无眠。以后几天里的连续几次努力尝试也没有任何结果，总是一到关键时刻阴茎就疲软了，根本不听指挥。我彻底绝望了，妻子也埋怨我，我该怎么办？"

望着痛苦不堪的小文夫妇，医生翻看了他的全部诊治病例，随后进行了生殖器官发育情况的详细检查和勃起功能的专科检查，然后告诉他们："从初步的检查结果来看，小文的性器官发育和生理功能是完全正常的。根据叙述，你们问题可能出在两个环节上。①由于新婚的劳顿，尽管激情很是强烈，毕竟体力难支，仍然难以坚持下去，再加之缺乏性经验，慌乱之中没能找准"目标"也浪费了男人的体力、耐力，乃至精神状态。由于性生活失败所带来的较大的心理打击进一步影响了男人后来一些日子里的表现。②可能出在妻子方面，她也明显没有性经验，尤其是初次性交的羞涩、紧张和疼痛使得她的配合也不默契"。"还有好办法让我恢复正常吗？"小文夫妇迟疑地问道。

既然性功能障碍的原因来自双方，就需要你们夫妻共同来完成，并为小文夫妻俩设计了个性化的治疗方案。首先，夫妻双方都要放下思想包袱，夫妻相互表达情爱并在交流中获得愉快感受，从而达到治疗心理性性功能失常的目的。同时要了解性常识和必要的解剖知识，熟悉对方的身体结构，才能做到有的放矢。其次要选择温馨幽雅的环境尝试再次性交，加强性交前的"前戏"以增加彼此性器官的分泌液，可以减少性交的痛苦和恐惧，在生殖器官选择使用润滑剂也可以考虑。必要时可以使用改善阴茎勃起的药物"保驾"，以确保性生活的成功。

轻装上阵的小文夫妻按照医生的指点，很快摆脱了 ED 的阴影。

 陪他逃离前列腺炎

前列腺炎也是男性最常见的男科疾病之一。由于感染了阴道滴虫、淋球菌、衣原体等具有传染性的病菌，都可能引起慢性前列腺炎，并且会因为夫妻间相互

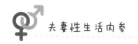

传染而反复发作。这种情况下，当然更需要夫妻共同配合治疗。

陈先生近来上厕所的频度明显增加，而且小肚子隐隐作痛，脾气也越来越暴躁。妻子最初也没有太在意，劝说丈夫吃一点"消炎药"看看。可这种情况持续了一个多月不见好转，并有加重的趋势，而且这段时间自己也觉得阴道分泌物增多，还有些不愉快的味道。妻子偷着到医院一检查，发现自己已经患有严重的霉菌性阴道炎，医生告诉她：霉菌性阴道炎使用抗生素是无效的，而且可以加重病情。难道他的问题也出在霉菌吗？她马上与丈夫详谈，要求陪丈夫到医院进行检查，并证实他确实患有霉菌性慢性前列腺炎。看来他也是受到自己的影响，都是霉菌惹的祸。夫妻俩在医生的精心治疗下，很快康复了。接下来，医生又告诉妻子该如何保护男人的前列腺，避免前列腺炎的复发。

生活中有许多因素不利于前列腺炎的康复，甚至成为疾病久治不愈的重要原因，例如男性的紧张、焦虑和抑郁情绪；一些不良的生活习惯，如抽烟、喝酒、饮食辛辣等；天气寒冷而不注意局部保暖。看到男人患病后的尿频、尿急、尿痛，下腹会阴部疼痛等，种种不适的症状不但让丈夫痛苦不堪，妻子看了也心疼不已。其实，要想让男性保持良好的健康状态，妻子首先要负起家庭责任来。如果妻子在生活中能够了解一些防病的小窍门，通过日常点点滴滴的小事，在生活方式、日常习惯方面都要格外注意，无形中就会让丈夫远离前列腺炎。例如，妻子可以让酒精、咖啡因、辛辣饮食从餐桌上悄悄地消失。体贴的妻子们应该为丈夫准备一个"温情水杯"，提醒他们每天适当地增加饮水量，避免尿液浓缩，保护他的前列腺。在饮食中注意补充适当的锌元素，可以提高免疫系统的功能，明显增加前列腺的抗感染、抗菌作用。细心的妻子们可以在家中准备些白瓜子、花生仁、南瓜籽、芝麻等小食品，闲暇时和丈夫边吃零食边交谈，既能够增进夫妻感情，又可以补充防病抗病的营养，可谓一举两得。

 夫妻同治早泄效果最好

许多男科疾病，尤其是早泄，采用夫妻同治的方法，效果最好。

早泄让男子不能保持足够长的性交时间，无法使夫妻双方或某一方达到应有的满意度，是让夫妻均很败"性"的。有统计显示，我国近50%的男性曾遇到过这个问题。很多男性治疗早泄的唯一手段就是盲目补肾，结果越补问题越多，甚至可能诱发ED。其实，在医生的指导下采用适当的性交技巧，夫妻互相体谅，相互配合，治疗效果会非常明显，并不一定需要药物或医生参与。

教给男人一些性生活必需的知识、方法与技巧，指导其性行为，使病情较轻的患者在家中就能够得到有效的调整，但显然这些都需要妻子帮忙。例如：

（1）动动－停停法。当你觉得出现了射精"意识"时，减慢或停止阴茎在阴道内的抽动幅度和频度，并采用一些分散注意力的语言交流或其他行为，往往可以淡化射精意识，然后再重新开始新一轮的阴茎抽动，并不断重复这个过程，直到夫妻双方均满意后射精。

（2）对于年轻患者，可以通过增加射精次数来延长性生活，即"不止一次射精法"。具体方法为：先采取手淫的方法射精后，再进行性生活。这样第二次射精出现的时间要明显延缓，过性生活就不会很快射精，从而达到延长性生活的目的。增加性生活频度的做法也与"不止一次射精法"有异曲同工的效果。但此类方法不适宜于性功能低下的男人和呈衰退趋势的中老年患者。

（3）使用阴茎套。阴茎套罩住龟头，使其接收到的刺激不很强烈，从而达到延缓射精的目的。如果一个阴茎套不满意，还可以再增加一个。

（4）调整性生活的体位。一般情况下，性生活中的体位多为男上女下，男性处于主动位置，大幅度的动作使男性较易射精，这不仅在于男人较女人的性情急躁，还在于该种负重的体位容易增加脊髓和射精中枢神经肌肉的性兴奋性。若换为女上男下的体位，或者侧位体位，使男性处于放松的被动体位，不仅能充分调动女性的情绪，而且幅度较小的动作有利于延缓男性射精，因为女性的动作往往是比较温柔和缓的。

（5）提高阴茎耐受刺激的能力。阴茎挤捏法，又称耐受训练或脱敏训练，是通过一种手法，使阴茎在受刺激的情况下不要射精，重新建立较高的射精"阈值"，让阴茎逐渐耐受较强的性刺激。即通过（最好由妻子来完成的）各种手

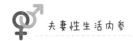

法，不断地刺激阴茎，当产生射精感觉时，用双手挤捏冠状沟基部 3～5 秒钟，20～30 秒钟后可以让性冲动和射精紧迫感减弱或消失；或可以用双手向下牵拉睾丸，也可以减少或消除性冲动和射精紧迫感。稍后再重复。每天进行一次，或每周进行 2～3 次，每次持续 20～30 分钟，连续训练 3～6 个月，将有助于克服早泄。

21. 好女人是男人最好的"伟哥"

丈夫性功能障碍，妻子该负责

随着婚后家庭生活的延续和年龄的增长，男性的性能力肯定处于一种逐渐下滑的趋势。丈夫在一个家庭中通常担负着更多的责任，现代社会的快节奏更给他们带来许多无形的压力，这些都可能导致妻子在"想要"的时候，丈夫不能满足其需求，甚至出现暂时性的勃起功能障碍。

在临床诊治疾病过程中，很多男人都会讲述妻子对自己的性能力不满。事实上，丈夫的性能力跟妻子的关系紧密，很多时候，妻子要为丈夫患上勃起功能障碍（俗称阳痿，简称 ED）和早泄负责。至少有 10% 的 ED 是由于妻子引起的，早泄的发生也与妻子的冷淡甚至恶劣态度密切相关，妻子的性冷淡等性功能障碍将让男人陷入更加"不性"的泥潭。

偶尔遭遇性功能障碍，妻子该怎么看？怎么做

（1）冷言冷语伤害男人：如果此时的妻子不能理解、体谅和宽慰丈夫，甚至说出"你怎么这么没用"等冷言冷语伤人的话，则很有可能打击丈夫的"性趣"，

使暂时性的勃起功能障碍发展为永久性的。妻子如果能多体谅丈夫，给丈夫一些鼓励，结果就可能完全不一样。

（2）化妆打扮吸引男人：很多时候，妻子是丈夫是否患 ED 以及程度严重与否的晴雨表。婚后多年，一方面丈夫的性功能在减退，另一方面夫妻之间的新鲜感也几乎消失，丈夫的激情减少是情理之中的事情。谈恋爱的时候，姑娘、小伙儿都打扮的特别精神。但结婚以后，不少妻子就开始"犯懒"。她们或是被生活琐事牵绊，以至无暇顾及在家中的形象，或是误以为"老夫老妻"之间在外表上没什么必要可讲究的，更不需要着意打扮。

如果妻子自甘被日常生活的琐事淹没，不顾忌自己在丈夫眼中的形象，对丈夫而言，吸引力就会明显减少。反之，如果妻子能多提升自己的气质、注重自身的装扮，多给丈夫一些新鲜感，对丈夫的吸引力也就加强了。

（3）合理膳食滋养男人：饮食对男性的性能力也有很大的影响。合理的膳食结构能为人体提供充足的营养保证，这是人体各种功能健全的基础。饮食失衡，则可能导致完全相反的结果，影响男性的性能力。

在中国的家庭结构中，负责搭配全家人的饮食结构的通常是妻子。妻子在调配餐饮的时候，如果能遵循科学、合理膳食的原则，对丈夫的身体功能肯定有很大的帮助。此外，有很多食物对男性的性功能是有帮助的，如坚果、韭菜、鱿鱼等。在平衡膳食的基础上，如果妻子能够适当多做这类能够"助性"的食物，规避伤性的酒精等，对丈夫性功能的维护也会起到一定的积极作用。

（4）夫妻同治效果好：男科学专家普遍认为，对于 ED、早泄等这种影响夫妻双方的性功能障碍，"夫妻同治"效果更好。一项调查亚洲男性对生活事件和性态度的研究结果显示，中国男性非常关注伴侣对夫妻性生活的态度，伴侣积极热情的支持和鼓励，会使更多患者主动就医。这项研究说明，"夫妻同治"对双方性功能的改善都有益。女性的态度不但对患者就医以及治疗效果有决定性的影响，也会对自己的性功能产生积极的作用，还能全面了解男人性功能障碍的真正成因。可见，女性在 ED 治疗中应该扮演更加重要的角色，这才是对伴侣和对自己负责任的积极的生活态度。

因此好妻子应该积极治疗自身的问题，并在情感、装扮、饮食上多花心思，以赢得丈夫的心，必要时还要配合治疗来协助丈夫走出困境。

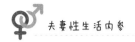 注意三点，助你们生一个健康宝宝

在选择生育孩子的问题上，夫妻双方都不敢有任何马虎，许多育龄夫妻经常会询问生育的最佳年龄和季节，希望将自己最好的"性能"遗传给孩子，并且希望孩子健康、少生病。

（1）对夫妇生育年龄的要求：生育对于女性的年龄要求比较严格，一般认为最佳生育年龄在 22～29 岁，这也与我国的婚姻法不谋而合，而超过 35 岁的妇女生育可能有许多问题，例如孩子的遗传异常机会明显增加，妇女出现难产和其他异常怀孕过程的机会明显增加，而绝经后妇女的生育就几乎是不可能的了。对于男性，则不存在这么明显的限制。男人的最佳生育年龄在 20～40 岁，但是男人的生育年龄可以一直维持到生命的终结，而且在其晚年出生的孩子的健康问题也不像人们想象的那么严重。

（2）生育孩子的季节的选择：这个问题可以有多种考虑。出于不同目的的考虑，可能会对孩子的出生季节选择有明显的不同。如果从医学角度出发，认为怀孕和孩子出生在春夏之交比较好，这也是万物复苏的春季，人的生命力和精神状态都极其旺盛，怀孕后的母亲可以有充足的新鲜蔬菜水果供应，胎儿的营养要求可以得到保证，环境中的清新空气也可以满足胎儿大脑的发育需求。经过 280 天（接近 10 个月）的孕育过程，孩子将出生在气候温和的春季，生后不久就进入了夏季，洗澡和喂奶都比较方便和不容易受凉，母婴对营养（蔬菜和水果）的需求也容易满足。这个季节还属于传染病和各种感染性疾病的高发季节，但是此时的孩子过继了母亲的免疫能力，对传染病和感染性疾病具有一定的抵抗能力；度过了传染病高发的夏秋季节，进入冬季，孩子的过继免疫能力逐渐消失，而自身的

免疫系统发育还不完善，还不容易对抗感染性疾病，但是进入冬季的传染病发生机会也明显减少了。综合考虑，6月～7月受孕，而4～5月出生的孩子为母亲和孩子都创造了多方面的"便利"条件。

（3）夫妻双方的情绪和身体健康的最佳状态：保持双方良好的心情、强健的体力和敏锐的智力，选择幽雅的性生活环境，性生活前双方养精蓄锐都是生育健康宝宝的有利时机。而有些时机则可能不利于怀孕，例如新婚和蜜月阶段的夫妇体力消耗过大，而又可能大量饮酒和吸烟，还由于刚刚处在彼此生活（包括性生活）的磨合和调整阶段而造成情绪和内分泌激素水平波动，所以不利于生育健康的宝宝，而应该采取避孕措施，将生育的机会留给以后的岁月。

在夫妇双方中有一人患有慢性疾病的情况下，或者长期服用某些药物的情况下，最好不要怀孕，等待疾病康复半年以后，或者停用药物3个月以后再进行"制造生命"的酝酿。

23. 冷冻胚胎技术加速试管婴儿平民化进程

 望而却步缘于高额费用

小王夫妻俩结婚时已经三十岁了，新婚伊始，他们就把孕育宝宝的计划提上议事日程。但转眼间两年过去了，眼看着媳妇的肚子瘪瘪的，没有一点动静，小王再也坐不住了，夫妻俩一同来到医院接受检查。结果令他们十分震惊，妻子的双侧输卵管不通，难怪夫妻二人每月在精心计算下行房都不能怀上宝宝。尽管经过腹腔镜检查，也没有能够疏通妻子的通输卵管，最终医生坦率地告诉了他们目前的病况，并认为小王夫妇年龄都不小了，像他们这种情况最适合接受辅助生殖技术，并建议尽早选择试管婴儿解决生育问题。

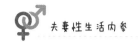

经多方打听后，小王夫妇为试管婴儿的高额费用而一筹莫展。听做过的人说，进行一次试管婴儿的费用需要 2 万～3 万元，而且还不保证成功，一次的成功率只有 30%～40%，年龄偏大的妇女成功率还要打折扣。按小王的想法，一次40%，至少也要做三次才能成功，三次的总费用要接近 10 万，对于工薪阶层者来说，10 万是夫妻二人不吃不喝工作近五年的收入。看来，试管婴儿技术只是少数人才能享受的"贵族服务"，普通人实在难以承受。

冷冻胚胎让试管婴儿技术走进千家万户

为提高怀孕率，利用试管婴儿技术过程中一般会借助促排卵药物的刺激来增加成熟卵子数量，一个治疗周期内可以同时有多个、十几个、甚至几十个成熟卵泡排放，可以同时有多个好卵子受精并发育成早期胚胎。在每一次的移植过程中，只需将 2～3 个胚胎移植入子宫腔。因此将有许多的胚胎剩余，白白地浪费了这个难得的"生命"资源是很可惜的，可以进行冷冻保存，作为生殖能力的储备方法之一，待日后使用，而不必再进行超排卵，不但可免除反复打针的痛苦，也可节省不少费用。

胚胎冷冻技术就是将精卵结合后的受精卵、胚胎或囊胚冷冻保存，但这种冷冻保存要求的技术和程序相当高，通过这种严格的冷冻程序将胚胎降温，而不损坏其内部结构和功能，待需要时还可将冷冻胚胎复苏，和新鲜胚胎一样可用于胚胎移植。将胚胎和冷冻液装入冷冻管中，通过程序冷冻法和玻璃化冷冻法使胚胎能静止下来，并可在 -196℃的液氮中长期保存，待以后自然周期或人工周期解冻后植入子宫腔内，将增加受孕的机会。

实际上，人们在很早以前就开始尝试进行低温胚胎冷冻保存的探索，并于1983 年由澳洲的 Trounson 等首次报道了用冷冻保存的胚胎进行宫腔内移植获得成功，诞生了世界首例"冷冻胚胎"的宝宝。据报道，一位西班牙妇女的胚胎在 -196℃液氮环境中"沉睡"多年，直到 13 年后，这位 40 岁的高龄妇女才成功怀孕，并生下了宝宝，创下利用保存时间最久胚胎分娩成功的世界医学记录，称得上是世界上最老的一个婴儿。冷冻胚胎在 20 世纪 80 年代便开始应用于临床，并不断完善，已经成为一项成熟技术，应用冷冻胚胎进行宫腔移植的应用越来越广泛。目前胚胎和囊胚的冷冻复苏后的存活率高达 60%～90%，移植后的妊娠率约 30%～60%。种种迹象显示，通过胚胎冷冻技术生育的孩子没有任何不良影响。

 胚胎冷冻益处多多

胚胎冷冻技术的出现，使得多余的"幼小生命"（胚胎）可以暂时储存起来，以利于在试管婴儿技术失败（胚胎移植失败或流产）之后，或母体因子宫环境不适合怀孕（例如：发生严重的卵巢过度刺激或子宫内膜不佳）时，或不宜在治疗周期移植胚胎者，可以在以后选定的适当时机内，将保存的胚胎复苏后移植回母体，再次或多次重复试管婴儿技术，而不必反复进行女性的超促排卵。这可以增加一次试管婴儿治疗的成功率，并因此而大大地降低了试管婴儿的平均治疗费用。也就是说，再次进行试管婴儿治疗，可免去胚胎移植前的所有操作过程和相应费用，只需缴纳胚胎的冷冻保存和移植的费用，而不需要一切都从头再来。与药物促排卵相比，冷冻保存和移植费用是相当低廉的。

此外，胚胎冷冻还有诸多益处，包括：①避免多胎妊娠：植入过多的胚胎有造成多胎妊娠的危险性，而胚胎冷冻可以合理限制移植胚胎数，降低多胎妊娠率；②生殖保险：对于因病情需接受卵巢切除、放疗或化疗的患者，可在治疗前预先保存胚胎，在适当的时候，进行复苏胚胎移植；③计划生育保障：拟采取计划生育措施者，或夫妻两人暂不想生育孩子，但想将年轻时质量良好的受精卵保存起来留待条件成熟时使用；④胚胎捐赠：冷冻胚胎还可用于在法律允许范围内的捐赠；⑤科学研究：让科学家更好地了解先天性缺陷和研究一些严重疾病的细胞疗法。

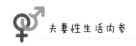

胚胎冷冻引发无数纷争

据估计，目前全世界的冷冻胚胎有数百万之多。虽然目前人们也无法确切地知道冷冻胚胎到底能存活多少年，但是有证据显示它们至少可以在体外维持几十年甚至上百年的生命，这样便不可避免地要引发伦理争议，因为这意味着有一天，兄弟姐妹之间可以相隔无数代后才出生。无论如何，随着胚胎冷冻技术的广泛应用，国内接受试管婴儿的不育夫妇数目与日俱增，试管婴儿技术最终将实现平民化，被广大患者所接受，为不育夫妇造福。

性生活的时间规律突然改变会影响身体健康和性情趣吗

性生活是夫妻双方的活动，必须选择在双方均有时间、有情趣、身体健康等情况下进行。绝大多数的夫妻将性生活时机选择在晚间进行，或者他们夫妇都认可的时间，并且坚持相当长的时间，彼此都适应了这种选择。但是在现实生活中，有许多因素可能会影响到这种固定时间进行性生活的规律性，如由于夫妻的某一方，因为工作等原因，整个生活节律都被打乱了，性生活规律性的破坏也在所难免。

有这样一对夫妻，多年来生活稳定而和睦。但是，丈夫突然提升到了领导岗位，几乎每天没有按时下过班，每天都要很晚才能回到家里，而那时的妻子早已沉沉入睡了。面对孤单在家里久等的妻子，歉意之情难以言表，只有在第二天早晨以性爱来补偿妻子的损失。但是，在早晨过性生活改变了以往的多年习惯，"事"后还得马上动身去单位上班。也许是由于过性生活损耗了精力，当天感觉精神状态不是很好，工作起来也有点无精打采的样子，这一段时间以来一直是这样。因此担心这样长期下去会影响自己的事业。

像这种情况，选择适当的时机过性生活，并尽快适应这种新的性生活的时间，就显得十分重要了。如何进行必要的调整和适应，有时可能对部分男人来说还不是一件很容易的事情，并且可能因此而产生各种不适，甚至严重者可以导致各种性功能障碍。因此还是要认真对待的。

对于上述这个例子，由于工作性质的改变，造成了性生活时间的改变，使性生活时间改在了早晨，那么就应该尽快地适应这种调整，并尽量克服心理上的不适应与排斥。性生活虽然要消耗一定的体力，但是和谐美满的性生活却可以焕发出人体更大的潜能，使人们精力昂然，这方面的实例不胜枚举。实际上，早晨过性生活还有许多好处，例如心情比较稳定、精力充沛、体力恢复良好等。在性生活当天出现的一些不适，应该分析是否与性生活频度过多有关，或者可以尝试将性生活时间改在公休日进行，这样可以性生活后有一个充足的休息过程。

25. 夫妻一般在晚上洗完澡后立即过性生活好吗

现代人讲究性卫生，在性生活前洗澡是良好的习惯。但从医学上讲，洗澡后立即进行性生活对身体健康不利，且可以影响到性生活的质量。这是因为，性生活达到高潮和射精的时候，人的呼吸心跳都要加快，血压也有一定程度的升高。健康的人们基本上都可以承受得了这样的改变，但是性生活前洗热水澡的人，就不一定都能应付得了生理上的额外付出。

洗澡后，由于热水及搓身等刺激使全身皮肤广泛充血，内脏器官的血流减少，此时立即进行性生活可导致血液循环失调，出现心、脑的血液供应相对不足，容易产生头晕、心悸、乏力甚至晕厥等症状，阴茎勃起也难以保证充足的血液供应，可以出现勃起不坚等现象。

洗澡还可以损耗人体的能量，对十分消耗体力的性生活十分不利。

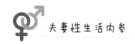

此外，其他的一些因素也与洗澡后立即进行性生活有异曲同工的效果，应该尽量避免，如饮酒、饱食、吸烟等可以使全身血管扩张、血压升高，因而影响到阴茎的勃起反应；过度紧张、焦虑、激动等不良情绪下勉强进行性生活，性生活的质量肯定不高，还容易出现勃起功能障碍、早泄、不射精等各种性功能障碍；运动量过大、过度劳累等导致体力下降，也不太可能有和谐完美的性生活。

为了做到既讲究性卫生又符合生理特点，比较合理的做法是，不妨在性生活前洗澡后稍事休息，一般经过半小时的休息后再进行性生活比较合适，有的夫妻习惯于睡眠 1~2 个小时起来后再进行性生活，这些都是比较科学合理的好习惯。还有的夫妻选择在性生活前洗"小澡"，即仅对生殖器官局部进行必要的清洁，以简单的局部清洗来替代洗澡，这也为多数"性急"的夫妻所乐于接受。

26. 中老年高血压患者在什么时间过性生活最好

一些患了高血压的男人，他们希望仍然能够继续享受"性"福，也希望让妻子感受到自己的能力和情爱；同时又担心高血压会给自己的身体健康、甚至生命带来危险，例如就有高血压者进行性生活有发生中风的，甚至有猝死而丧命的，因而又不太敢于冒险，这让男人进退两难。高血压男人是否能够安全享受性生活问题，还不是简单的是或不是的概念，既不是绝对禁止，也不能毫无节制，并且要根据个人的具体情况而定。

性生活过程中不仅消耗体力（耗氧量相当于登上 1 层楼），还伴有精神的高度紧张和情感的极度兴奋，人体会出现血流加速、心脏负荷增加、血压升高和心动过速等一系列生理反应，而血压短暂（可以维持几分钟）升高对于高血压者来说是十分不利的。所以，高血压者在进行性生活时应该格外注意，以尽量避免疾病与性生活的冲突带来的麻烦和意外。

高血压者进行性生活除了要积极地控制高血压、减少性生活频度和强度、选择合适的体位、适当应用镇静剂等外，选择合适的时间十分重要，应尽量避免选择血压的高峰阶段（上午 6 ~ 10 点，下午 2 ~ 6 点）进行性生活，而在血压相对平稳的其他时间内进行。当然，每一个人的血压变化可能存在明显的个体差异，并不一定按照统一的规律发展。

对于没有其他疾病的单纯性轻微高血压患者（血压在高血压的临界线波动），没有必要禁止性生活，并推荐在晨起时进行性生活比较合适，这是因为经过了一夜充足的睡眠，体力和精力明显恢复，情绪稳定，血压也比较平稳。选择公休日的晨起进行性生活，然后进行充分的休息，尤其适合于伴有高血压的老年男性，以及其他慢性疾病患者，例如肝病、结核、肿瘤、糖尿病等。

对于合并心脑血管疾病的患者，以及血压较高的患者，性生活可能诱发心绞痛、心律失常、肺水肿，甚至引起中风或猝死，所以选择进行性生活应该十分谨慎。每次进行性生活之前，应该首先服用降血压药来稳定血压在安全的范围内，性交次数也应该尽量减少。由于在晨起时的内分泌系统的明显改变，特别容易发生脑血栓、心绞痛等疾病，最好在有效地控制原发疾病后，再谨慎地选择适当时机进行性生活，并将性生活时间选择在晚间为好。

对于血压持续较高，用药物难以降低，同时伴有明显的心、脑、肾并发症的患者，性生活要非常谨慎，最好暂时停止性生活，以策安全。此时，要"重性不重欲"，可以采用抚摸、手淫、亲吻、拥抱等轻缓的性行为来使夫妻双方在心理和生理上得到性满足。

高血压患者的性生活还要尽量控制情绪，避免过分激动，动作也不可以过于激烈，时间也不宜过长久，一般不要超过 20 ~ 30 分钟。同时要排除一切的不利因素，例如不要在饱食后、饥饿、热水浴、酗酒后进行性生活。性生活后还应该注意休息，不要急于从事其他活动。一旦出现头晕、胸闷、胸痛、心悸、恶心、呕吐等症状，应该立即停止性生活，平卧休息，还可以服用一些急救药物，必要时可以向医疗机构紧急求救。

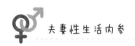

27. 身体患病和过度疲劳的情况下最好"回避"房事

一位中年妻子向医生抱怨她的丈夫："自从提拔以后，我丈夫工作比较辛苦，每天下班后都要喊累。最近晚上过性生活时他常常有早泄、甚至勃起不坚的现象，而此前，他一切都很好。我劝他休息一会再行房事，但他根本不听我的劝说。这种情况是不是由于身体疲劳引起的？是不是因为他晚上太累了？要不要去看医生？这种情况下，应该把性生活的时间选择在什么时候最好呢？"类似的问题很多，都集中地反映了男人的性能力也不是随时随地可以挥洒自如的，也需要保养和调整，必要时还可能需要适当地"回避"一段时间。

现代社会的知识更新快、竞争日趋激烈、各种应酬频繁，来自于家庭和社会的各种压力让即使是最成功的男人也常常觉得活的十分辛苦。一些事业上非常成功的男人，希望通过性生活来弥补生活中对妻子的忽视和慢怠。但是男人在过度疲惫劳累的时候，应该尽量回避性生活，且不可勉为其难，否则后果会不堪设想，也难以实现对妻子的精神补偿。类似于上面反映的情况十分常见，一般不需要就医，但是如果不加重视和正确对待，时日长久甚至可以真的导致各种性功能障碍。所以，性生活时间最好选择在男人精力和体力良好时进行。善解人意的妻子知道该如何让自己的男人休养生息，在他最强盛的时候共同体验性生活的甘美。

实际上，对于身体健康的夫妻来说，何时何地选择进行性生活完全是自己的私事。通常他们会将每次性交的最适当时间安排在夜晚入睡以前，以便性交后的休息和恢复体力。有时，男人日间工作较重，身体已感疲劳，最好先小睡片刻再行性交，以免影响性交质量。此外，在患病期间、重病初愈、过度疲劳、酒醉或情绪不好时不宜过性生活，男人必须克制性欲，减少或避免性交失败。但由于疾病的种类繁多，病情轻重不一，最好能得到医生的指导。

28. 一个"下山坡"，一个"跳悬崖"：男女更年期综合征表现各异

一说更年期，大家一定想到女性。但你知道男性也有更年期吗？

实际上，男性更年期的名词早就出现过，只不过没有引起人们的足够重视罢了。根据相关记载，男性更年期的概念可以追溯到公元前 1000 年，但直到 1939 年，才由 Werner 首次明确地提出。他是根据 50 岁以上的部分男性可以出现与女性更年期综合征相似的临床症状，如神经功能紊乱、抑郁、记忆力减退、注意力不集中、容易疲劳、失眠、潮热、出汗和性功能减退等，在比对女性更年期的基础上提出的，但在当时没有能力提供内分泌激素（雄激素）水平改变及其他确凿的证据。直到近 30 年，内分泌学家通过一系列设计良好、资料完整的研究，才使得男性更年期的奥秘逐渐得以揭晓。历史上用来描述男性更年期的名词众多，如绝雄、绝茎，甚至男性绝经等。

自从 50 年前男性更年期的概念问世以来，对于这个名词及其含义的争论就从来没有停止过。争论的关键问题是：男性是否如同女性那样存在更年期，随着年龄老化所引发的雄激素缺乏是否对男子有不良影响。引起争论的原因是男性的生殖功能不像女性那样有一个明确的终止界限。雄激素水平是随着年龄的增长而逐渐下降的，但有较大的个体差异，而且并不是所有的老年男性都存在具有临床意义的睾丸功能减退。争论了半个多世纪以后，学者们普遍接受了这个现实：男性也有更年期，只不过划分标准不如女性那样明确而已。

尽管男性更年期与女性更年期在年龄发生阶段和临床症状方面的确有许多相似之处，如因雄激素和雌激素缺乏导致的骨质疏松、肌肉丧失和认知功能改变等，但很显然，由于解剖和生理差别，男性更年期与女性更年期在发生、发展和更年期综合征的发病机制上存在着许多明显的差异。由此看来，两者有许多"貌

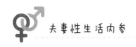

"合神离"之处。

出现时间不同，发病率差异大

女性卵巢功能从减退到完全停止，内分泌失调比较明显，因而女性更年期时间比较一致，一般在 45～55 岁之间，多在 55 岁以前结束。这是全部健康女性都要经历的一个重要阶段，时间为 5～10 年。

男性更年期来得较晚，出现的时间很不一致，一般在 50～65 岁（甚至可在更大的年龄段内波动），且并不是每一个男性都有明确经历，具有临床症状的更年期男子仅接近 40%，大部分男性是在不知不觉中度过的。

症状的严重程度不同

不再排卵，绝经，雌激素水平突然降低，导致女性更年期症状较明显，她们还伴随着明显且严重的自主神经功能失调症状。这些标志着生育能力的终结。

男性更年期的生殖器官和睾丸功能是逐渐降低的，垂体激素水平慢慢改变，睾丸最终也不是完全丧失功能，体内雄激素水平下降也是随着年龄的老化而逐渐发生的，是一个日积月累的渐进性过程。绝大多数更年期男性仍然保持一定的雄激素水平和生殖能力（男性的生育能力几乎可以相伴终身），因而其临床症状也多较轻微或可以无任何临床症状。

因此，有学者将男性更年期的激素水平改变和临床症状的特点形容成"下山坡"，具有平稳而缓慢（但确实存在）的特点；而将女性更年期形容成"跳悬崖"，具有明确而强烈的特点。

男性更年期表现不确定

女性更年期频繁出现的症状是颜面潮热、体重增加和发胖、尿道刺激症状、阴道干燥、丧失性驱动力、失眠、疲乏、情绪波动、注意力不集中、健忘、脱发、关节疼痛、后背疼痛等。一般在经历了初期的 4～6 年过渡阶段后，女性更年期症状就逐渐丧失了周期性规律。对于男性更年期综合征的临床表现动态变化过程的观察还比较少见，目前还没有规律性经验可以遵循。

第四章
女人在男人"性"与
"不性"中的作用

1. 性生活不和谐的责任谁来承担，男人？还是女人

几千年来的旧传统观念一直认为，男人应该使女人得到性满足，这往往让部分男人表现出畏惧或操作焦虑等不良情绪，一方面害怕射精过频，伤了元气；另外一方面也担心早泄，女方得不到满足。许多男人担心射精过频会伤元气，造成身体衰弱、情绪不稳或神经衰弱，这都是传统观念的宣传所臆造出来的，但这却让部分男人严格地节制性生活，甚至戒除性生活，这种对性的压抑造成了严重的身心障碍；对射精控制能力的担忧也让男人倍受精神折磨，他们往往认为，只有获得控制射精的能力，才能使自己对性的表现能力感到有把握，而传统观念在给男子强加精神压力的同时却拼命限制和压抑女性的性反应能力，让女人的性感受姗姗来迟，让疲惫不堪的男人焦急地等待。

偶尔出现性问题的男人，大多数并非不治之症，只要积极调整或治疗就可以恢复。但是，男人在性生活中所处的主导地位和对男人过高的期盼，可以让男人和女人都会认为男人出了"问题"。要知道，男人的性能力也不是一成不变的，男人的性能力也有不如女人的时候，尤其是在女方能摆脱种种精神束缚和生活负担后，她们会具有和男子相同的反应能力和强度的，甚至她们的性要求会比男性更强烈，因为她们也可以让男人频频地"败"下阵来。

所以说，夫妻间的性不和谐原因来自于传统观念对男女头脑的束缚和对女人积极地参与性过程的压抑，男人和女人都应该对性不和谐负责，而不单纯是男人的责任。

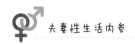
2. 遭遇"性艰难"的男人需要妻子的援手

男子在一生中，因为初尝"禁果"时的性经验不足、心情情绪异常、工作压力、经济困难、夫妻感情不睦、身体健康状况差及劳累等诸多因素，都可能有一过性的一次或几次性功能异常，包括：勃起功能障碍（俗称阳痿）、早泄、不射精等。所以，要求他的性伙伴一定要充分理解和配合，可以帮助她的丈夫度过性危机；反之，不理解、不支持、甚至冷嘲热讽，可以把一过性的性功能异常变得不容易康复，甚至是永久性异常。再要后悔也晚了。而且妇女往往是直接受害者。因此，建议夫妻协力抗阳痿。

实际上，男人的这种"事"跟女人有直接关系，妻子的想法、态度和行为都会给患病的丈夫带来举足轻重的影响。如果女人保持冷淡的态度，或者仅仅是以旁观者的心态静观事态的发展，都不是一个友好的态度，也是男人"扫兴"的重要根源。同样的情况，如果有福气的男人娶到一个好老婆，能体贴他，那结果就大不一样了。

某日，一个新婚不久的工人找到医生，说自己在新婚之夜失败了，妻子很体贴地告诉他："去瞧病吧，我等你，如果需要的话，我也可以陪你去"。他去过两家医院看都说他是阳痿，第一家医院开的药没有效果，第二家医院便给他开了一些更强化的药，吃得他都尿血了，也没有好。

医生看病之前先同他"聊天"，问他婚前婚后都干了什么？他说忙着置办东西粉刷房子，结婚那天来了许多朋友一起喝酒，晚上上床时他很紧张，尽管阴茎勃起很好，坚硬得有胀痛了的感觉，但是由于不得要领，妻子也很紧张，一下子就出了一身的汗，没有了力气，失败了……听到这些，医生断定他不是阳痿，而是没有性经验。但明着跟他说，又怕他不相信不接受。就给他局部用了点儿药，让患者感受到了坚挺的勃起，又给没有经验的妻子讲解了必要的知识，给女方提供了润滑液，让男人在医院里完成了作为男人的"洗礼"。随后又给他开了一些口服的药（其实是调整自主神经功能的普通药物），认真地嘱咐患者回家后按时服用。信则灵，患者认为那都是很管用的药，效果也就自然不错。经过几次成功的性生活后，患者最终彻底地摆脱了"性无能"的困扰，并停用了那些"灵丹妙药"。

这个幸运的男人遇到了非常关爱自己的女人，得到了妻子的理解、支持和治疗配合，并且在医生的帮助下完成了"改造"丈夫的第一步，同时还赢得了丈夫的真心。实际上，遇到这种问题时，夫妻彼此也应该冷静下来，仔细分析造成性生活失败的原因，在家庭内部进行必要的调整就可能奏效。那么，在具体的家庭内部调整丈夫性能力的方法有哪些呢？姚德鸿教授为家有"痿"君子的妻子们精辟地总结了如下 6 条经验：①坦然面对、宽容处理；②感情熏陶、亲昵无比；③消除顾虑、主动交流；④调整频率、改变方式；⑤适当分床、适时小别；⑥温馨家庭、丰富生活。

让妻子做到这些的确有些苛刻了，但这些协同治疗措施都是为了爱，是一个真正好妻子的试金石，而且这些措施也确实是治疗男人性欲减退和性功能障碍的一剂"灵丹妙药"。许多医生都体会到，这一招"百试不爽"。

3. 如何有技巧地提高男人的性欲

善于驾驭男人情感和男人金钱的女人，首先要善于驾驭男人的"性"情。所以，如何让男人感"性"趣，一直是所有已婚女人的必修课。为了更好地掌握这一门"学问"，女人应该注意自己生活中的点滴事项，不断增加自己的"性"的吸引力，并作到下述几点：

（1）含蓄的语言交流：语言是一门艺术，透过语言传递感情，是最简单有效的情感沟通方法。贴切的话语，可以让男人感觉到他对你的重要性，甚至感觉

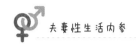

到你的浓浓爱意；与丈夫就比较敏感的私人话题密切交流，例如"你何时会产生性高潮？"、"你对性的最敏感部位在哪里？"等问题会让男人产生遐思，在脑海中幻想类似画面，进而感到亢奋。但是要注意语言以及语言表达环境的温馨和私隐，多数男人并不太接受过于露骨直接的女性，语言和表情要真挚诚恳，语言和情调千万别太过火，若有似无地暗示才算高明。

（2）得体的修饰外貌：男人的视觉是产生"性"趣的重要来源，所以外表的打扮亦是吸引男人的常用方法之一。许多婚后多年的女性不太看重装扮自己来吸引对方，许多以前不易被发现的缺点都会毫无保留地呈现，很容易失去对彼此的新鲜感和期待，这是和谐夫妻生活的巨大潜在危机，长久下来都会令人觉得索然无味。所以，在婚后更要注意仪容，要有适度的修饰，展现时而娇艳时而狂野的万种风情，尤其是在"床上"的打扮也不能草率。

（3）加强对男人的嗅觉刺激：男人对嗅觉刺激的反应极为敏感，女人可针对此项特质加以利用，适当喷洒不太强烈但十分温馨诱人的香水，皆能让男人为之魂牵梦绕，这对两人之间的情感交流和密切必然有所裨益。

（4）全方位身体的亲密接触：彼此相爱男女的身体接触是传达爱意的重要行为，也是最易引起性欲的方法之一。不论是小鸟依人地依偎在他的怀里，或者是大胆地拥抱，都不失为挑逗的好方法，让男人产生顺势征服和占有你的欲望，借此增加他的欲念。身体的接触不应该局限于性器官，而应该包括全身各个部分，如头、手、腿、脚等，你可能在一个意想不到之处发现丈夫的"性"敏感点而激发出他的更大的"性"激情。

女人只要把握上述各项要点，并略施小计，男性很容易就陷于性兴奋的温柔之乡。

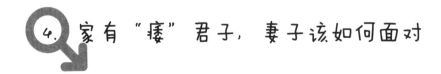

4. 家有"痿"君子，妻子该如何面对

今天的男人生活的格外不容易，社会和女人对于男人作为强势群体的过高的

期望，生活和工作的压力，可以让最优秀的男人也活得很辛苦。实际上，男人也脆弱，男人在很多方面比女人更脆弱。例如男人的先天耐受疾病的能力就不如女性；男人受精卵比女性受精卵更容易受到意外的伤害；男人胚胎的流产率比女性更高；新生男婴的死亡率比女婴高；男婴的残疾发生率也高于女婴；男人不如女人耐受寒冷、饥饿、疲劳和精神压力；男人意外死亡的危险性也明显高于女性；男人的寿命普遍不及女人，有研究男人平均比女人寿命短5年。

男人在性方面一旦出现心理和生理问题，除了应该接受专科医生的心理咨询和诊治，进行必要的检查和心理调整外，亲密爱人是他最切近的伴侣。妻子及时地观察到丈夫心境的细微变化，给予必要的体贴、关爱与谅解，一定可以帮助他渡过难关。在某种意义上讲，妻子扮演着比医生更加重要的角色。妻子是丈夫饮食起居的直接见证人，丈夫心情冷暖的"晴雨表"，尤其是对于家里有"病前性格"的丈夫，妻子的及时劝解、疏导，可以帮助丈夫战胜心理难关，可以明显缓解丈夫的紧张情绪，重建丈夫的自信心，能够客观地评价自我，因此可以避免"病前性格"导致的疾病和异常，还可以防止一些过激行为的发生。

要让"痿"哥变成"伟"哥，妻子的作用是巨大和不可低估的，聪明贤惠的妻子本身就是丈夫最好的"伟哥"。一旦性生活出现不和谐，妻子的心理安抚对于丈夫是非常重要的，妻子冷言冷语的伤害远不如软语温存的鼓励更有效果，这不但可以有益于男人解除思想上的焦灼和顾虑，从而迅速康复，还可以因此而密切夫妻感情，使男人更加珍爱妻子的情谊。

作为亲密性伙伴的妻子，要对丈夫多体贴、关怀、理解和宽容，切忌使用"没用、不行"等批评、埋怨的话语，而应该支持、鼓励男人就医，积极治疗原发疾病。否则，会进一步加重男人的心理负担，使其丧失自信心，治疗变得困难，性能力也会进一步丧失。

帮助选择并积极督促丈夫进行适当的体育锻炼。运动重在有规律，且能持之以恒。选择你方便的时间，找到一种适宜于自己的运动方式，无论是游泳、长跑、打乒乓球，还是打网球，关键是要满怀兴致地去做，并能够坚持下去。对于特殊人群的运动应该慎重，选择自己能够承受的运动方式，最好在专科医生指导下进行。运动的目的在于增加生命的活力，而不是增加负担。把运动当作一种乐趣和业余消遣，你一定会发现其乐无穷。

改善你的餐桌上的饮食结构，让有害男人性能力的酒等刺激性食物慢慢消失，而代之以有益性能力充分发挥的食物。

男人的一半是女人，男女休戚相关，如果男人不幸福，那么女人的幸福与美满也就成了无源之水。女人是水，男人是山，水依山环绕，水也青山绿水；女人依靠男人，女人也滋养男人。

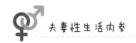

5. 女人，请为你丈夫的"性焦虑"减负

作为妻子，你可能会观察到自己的丈夫突然会莫名其妙地烦躁不安、态度蛮横、言不由衷地敷衍，或者在性生活中突然出现的不佳表现。其实，这种情况也许与你有关，可能是由于对丈夫的冷淡和拒绝所诱发，并且会因为丈夫的性焦虑情绪而容易诱发各种各样的性功能障碍，最终受害的将不仅仅是男人自己。现代社会生活节奏加快，工作压力、生存竞争已经使男人们常常处于紧张焦虑的疲惫状态，如果妻子再为自己的丈夫增添"性焦虑"，那么丈夫的身心将难以承担如此的重荷。

男人对性充满了向往和强烈追求，可能会有偏颇、急躁或粗鲁的时候，但从生理角度讲，对妻子的正常性要求是可以理解的，因为男人爱的顶峰必然要转化为对性的渴求，这种渴求的分量与爱的分量同等重要。但是，男人的这种渴求却并不一定都能获得妻子的理解和支持，甚至有的妻子可以将爱作为代价来"施舍"或"交换"，往往让丈夫疾风暴雨式的性要求遭到冷遇，久而久之将会造成丈夫对性生活无法解除的忧虑和不安，当丈夫要求与妻子过性生活时，本该是顺理成章的事，却要先经过一番复杂的思考，权衡一下妻子的心态。这种过分的心理负荷，常会使丈夫求爱时提心吊胆，像是要完成一项重大的工作那样无比艰巨，沮丧、复杂、矛盾的内心难以言说，夫妻间因此而难以进行情感交流和性生活体验交流。一旦丈夫的心绪会变得焦躁不安、精力分散、工作效率降低、对家庭生活不再感兴趣、甚至出现心理障碍，还可能使得丈夫投入婚外情的冒险涉猎之中。有人调查发现，在性不和谐的夫妻中，约有 1/3 的男人存在性焦虑症状。

容易出现性焦虑的男人，往往是那些感情丰富细腻的，他们往往特别珍爱自己的妻子，特别容易受到情感的支配，例如他们常常因为妻子的一次难得的性配合而激情勃发，而常常又因为妻子的一次次莫名其妙的性拒绝而悲观失望，以至于原本对夫妻间美好性生活的渴求和向往变得敏感和易被毁灭，使得他们每次准备进行性生活时都背负着沉重的负担，都要从身心上付出昂贵的代价。

男人与女性在生理反应时速上十分不同，这是男人们无法根除的"毛病"。因此，男人在性生活上有些过格的要求是男人较为普遍的"缺点"。如果你的家里有一位性焦虑的丈夫，或者有一个细心而又敏感的丈夫，作为妻子，你一定要注意丈夫发出的性爱讯号（温馨的话语、神情的拥吻、轻柔的抚摸、体贴的问候、细微的关怀），并做出积极热烈的回应，不要因为自己的情绪、身体健康状况、环境等因素草率地拒绝丈夫；即或各方面条件不允许接受丈夫的性爱，也应该选择合适的方法帮助丈夫缓解性的渴求。否则，没有得到性满足的丈夫的心情会变得晦暗，身体上也感觉烦闷，将会有压抑不住的焦虑与期待。

善解人意的妻子没有必要无原则地去满足丈夫的所有性需求，但却要了解一点男人的性生活特点，掌握丈夫性生活的规律，并对丈夫的情绪进行必要的引导，通过委婉的说服并留给丈夫以希望，使得丈夫的情绪不受影响、自尊不受伤害，并期待着与妻子的甜蜜生活。

6. 亲密爱人，你知道如何让你的老公"吃"出男性健康吗

当今的世界，我们已经不再担心自己的温饱问题了，而是我们是否需要进

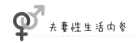

行必要的选择以及如何选择的问题。专家们普遍认为，任何食物都有一定量的营养，对人体健康都有帮助，关键的是你是否需要或真的缺乏这些营养物质。平衡膳食、搭配合理、不偏食、不挑食，这样才会营养全面。男人就像一辆车，要开，更要会天天保养和加油。作为丈夫的亲密爱人，你准备好了吗？你将为丈夫的餐桌上预备哪些食物？为了预防男人常见疾病的发生，例如慢性前列腺炎的发生，以及防止前列腺炎的复发，专家们有一些忠告可以供你在生活中参考选择：

（1）让餐桌上的刺激性食物悄悄地消失：远离辛辣食物，不进食或少进食辣椒、不酗酒、不吸烟、远离咖啡因，既是好男人的时尚标志，又有益于男性身心健康。细心的主妇可以让这些有害健康的饮食习惯在餐桌上逐渐消失，而代之以口味丰富、色彩斑斓的食品，这样做既不伤害夫妻感情，又可以保护老公的身体健康。

（2）少盐、少糖少患病：食用较多的盐容易患高血压和心脏病，对患有慢性肾病和肝病的中年男士也十分有害；过多的吃进糖类食品可以让你的体重猛增、身体变胖，加重了你的负担，并因此而容易诱发各种疾病，例如高血脂、动脉硬化、糖尿病等。细心的家庭主妇在烹饪的时候必须给予充分考虑，千万不要等到了患病而必须严格限制盐和糖的摄入后再后悔，为之晚矣！

（3）常吃鱼、多补钙、水果蔬菜更可爱：鱼类等水产品，尤其是海产品中含有的脂肪少，有益成分多，可以增强人体的免疫功能；杏仁、豆制品（豆浆）、奶制品、绿色蔬菜（菠菜）等含有较多的钙，可以改善人体功能，有益于骨骼和肌肉的发育，并防止脱钙；蔬菜水果含有大量的维生素和矿物质，可以有益于身体健康。

（4）增加抗氧化剂的摄入：慢性前列腺炎以及许多疾病的发生都与氧化应激作用有关。抗氧化剂，尤其是维生素E和维生素C，能够减轻氧化自由基对组织细胞和血管系统的损伤，有助于对各类疾病的预防和防止疾病复发，对于前列腺炎造成氧化损伤的修复也具有重要作用，并可以保护健康男人的前列腺。所以，男士们的餐桌上应该不缺乏粗粮、坚果、植物油、新鲜蔬菜和水果来补充各类抗氧化剂。

（5）蛋白质摄入要适可而止：实际上，只有一小部分从事高强度体育运动的男子需要额外补充蛋白质类食物，而绝大多数男士并不需要再补充太多的蛋白质。

（6）关注被遗忘的微量元素锌：锌在体内是多种酶类的活性成分，对于调整免疫系统的功能，增加前列腺局部抗感染能力。锌含量和前列腺的抗感染能力有关，锌含量降低时对炎症的防卫机制下降，抗菌能力也下降。注意饮食补充锌元素，可以增加前列腺的抗感染、抗菌的保护作用。所以，男子的饮食中应该注意多摄入海产品、瘦肉、粗粮、豆类植物，以满足人体对锌的需求。白瓜子、花生仁、南瓜籽、芝麻等含有丰富的锌，细心的主妇可以在家居中准备一些这类小食品，使丈夫可以一边交谈或观赏电视节目，一边嗑一点瓜子，既可以增进感情、富有家庭情调，又可以补充营养，可谓一举两得。

（7）为丈夫准备一个"温情水杯"：许多男性忙于工作，对自己的生活很不在意，甚至可以一整天不进饮食和不饮水。饮水减少必然要使尿液浓缩，排尿次数减少，使尿液内的有毒有害物质对人体造成不良影响，前列腺炎的发生机制中就有"尿液反流"进入前列腺内的情况；而每天饮用2升以上的开水或茶水可以充分清洗尿道，对前列腺的健康保健很有好处。因而，体贴的主妇应该为丈夫准备一个"温情水杯"，使丈夫适当增加饮水量，保护前列腺，同时多排尿对肾脏也十分有益处，可以防止泌尿系结石的形成。

7. 丈夫不射精对妻子有什么不好的影响吗

一些男人由于各种各样的原因选择在性生活中不射精，其中有的原因是可以理解和接受的，而有的原因则是错误的，例如担心妻子怀孕、担心对自己的身体健康有影响等。但是结果却是一样的，均在性交过程中保持不射精。这样做的同时，男人和（或）女人可能都有另外一层担忧：与妻子性生活时不射精对女性高

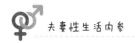

潮有影响吗？是否可以让女人的性感受降低呢？这也的确是一个需要用科学知识来深入解释的问题。

假如你认为不射精对女人没有影响的话，那就小看男人的射精过程和男人精液的作用了。事实上，一些女人确是由于精液的喷射而激起女人的性亢奋的，这在生理上如何解释还有待推敲和验证，但女人确有如此感受。合理的解释是：①男人只有在射精的同时才能达到高潮，体验阴茎最强烈的膨胀和冲击，这不仅对男人很重要，对女人同样重要，女人可以感受到在男人强烈冲击下到来的全身心的震撼；②精液在喷出的一刹那，女人会因此而感受到男子的强壮有力，感受自己的生命注入了青春活力，女人会在这一时刻深切地感受到对方真实的爱；③射精可以让女人充满了对男人的感激，女人会感受到男人的无私付出和奉献；④男人的精液属于中性略偏碱性（pH 7.2～8.0），而女人阴道确是酸性的环境，定期地有男人的精液进入，可以中和并改变阴道的内环境，使得寄生在阴道内的致病菌难以生存，可以起到局部的清道夫作用，有利于女人的身体健康，当然也就可以更加完美地体会性爱带来的甘美。

所以，千万不要误以为女人不在乎男人射不射精。射精不只是男人性高潮的标志，也会激起女人的性高潮。

8. 妻子患病不能过性生活怎么办

周先生正处在壮年阶段，身体健康，性能力很强健，性要求也很频繁。然而他的妻子突然间患了生殖系统疾病，刚刚进行了手术，需要很长时间才能恢复。出于爱护妻子的角度考虑，周先生暂时停止了性生活，精心地照顾生病的妻子。经过一段时间的调理，妻子的病情已经基本稳定，但是医生说还需要相当长的时间才能恢复夫妻生活。周先生平时一贯生活作风严谨，从来也没有找过妻子以外的任何女人，连这种想法也没有过，但是生理上的强烈需求，让他难以忍受，同时还担心长久没有性生活，往后的生活中可能再也无法维持良好的性能力了。

周先生的苦恼是可以理解的，也是有办法解决的。理论上，男人长时间不排精也并不会造成健康上的伤害，但人体的许多功能是具有"用进废退"特点的，许多临床报告指出，长期没有任何性活动后，确实会引起性欲望和性能力的减退，而且要想迅速恢复也可能存在一定的困难。

对于周先生的问题，可以有许多办法来解决。首先可以选择不经由直接性交而射精的方法，这些方法包括梦遗及自慰。梦遗是不由人自主控制的，往往给人的睡眠和休息造成不良的影响，并可以带来卫生方面的问题。手淫方法则是可以由人自己来控制的，可以在性用品商店购买"自慰器"配合自己的手淫。此外，虽然妻子患病而不能进行直接的性交，但是也可以让妻子为你手淫，或者经由彼此相互拥抱，在自慰时保持亲密的身体接触而达到共同的满足。那些平日在性方面彼此沟通良好的伴侣，此时即可找出使双方均能接受且愉快的肌肤接触与情感表达的途径，而健康的一方也可借此达到高潮。

在满足自己的性需求的时候，男人千万不要忘记女人也有强烈的需求。实际上，即使是在患病中的妻子，也和男人一样地迫切渴望拥有肌肤之亲。

9. 妻子怀孕后的房事该怎么安排

孩子毕竟是夫妻生活中的一件大事情，但是一旦妻子怀孕了，夫妻双方可能对性生活都存在很大的顾虑，既担心性生活会引起"孩子"的"抗议"，又不甘心完全放弃自己性爱的权利和机会，夫妻间的感情也可能会因此受到影响，还可能对丈夫的性能力和性功能带来一些不利的影响。那么，丈夫是否就要真的"干熬"十个月呢？怀孕后的夫妻性生活能否过？怎样过？等一系列问题，是许多这个年龄段的夫妻所必须面对的。

那种因为担心性生活对胎儿不利而不敢过性生活的做法，以及认为性生活对

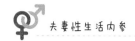

胎儿没有影响的做法都是片面的，也是没有科学道理的。实际上，怀孕后的性生活也不是严格禁止的，胚胎封闭式地生活在厚壁的子宫内，周围还有羊水缓冲和减震，所以不必过分担心胚胎受到打扰。但怀孕后的性生活也不能恣意放纵，性生活安排也应该考虑因人而异的个体化原则，只要妻子的健康状况良好，性生活后又没有明显的不舒适，也不必强调整个妊娠期都严格回避性生活，而应该选择进行有节制的性交。

怀孕后的部分妇女，由于早孕反应强烈，或者对于孩子安全的顾虑确实可以在一定程度上出现性欲低下，甚至短期的性冷淡。但是，从另外一个角度讲，怀孕后的性生活可能还有很多的优势。怀孕后的性生活再也不必为了担心怀孕而紧张焦虑，可以让夫妻能够充分享受"性"福，提高了性感受；怀孕后的激素水平变化，使得孕妇的生殖器官充血更加丰富，阴道变得湿润而容易进入，对性刺激也更加敏感。所以，部分孕妇可能在怀孕期间的性要求更强烈，性感受更明显。

一般来说，妊娠头3个月及最后2个月要禁房事。妊娠初期，胚胎正处在快速发育阶段，胎儿与母体的连接（胎盘）还不十分强韧，性交等外界刺激易诱发子宫收缩而导致流产；在妊娠后期，尤其是怀孕36周以后，随时可能出现分娩征象，性交时阴茎对子宫颈的刺激以及精液内的前列腺素造成子宫收缩，从而引起早产、子宫出血或感染（产褥热）。妊娠的其余月份（中间的3个月）是可以进行性生活的，但是性生活的频度和强度也要节制，以每周在2次以内为宜；性生活前要认真进行局部的清洁卫生，避免因性生活而诱发宫腔感染而危害母胎健康；性交体位取女方上位、前侧位、侧卧位或前坐位，不要过分压迫妻子的腹部；阴茎不要插入过深，以免造成对子宫的直接刺激；性生活中动作不应剧烈而宜轻柔缓慢，以免动了"胎气"，刺激子宫诱发流产或早产。

此外，以往有流产、早产史，患有高血压、前置胎盘、胎膜早破、心脏病、身体健康状况较差等妇女以及高龄孕妇，出现腹痛、阴道出血和严重并发症等情况下，为了确保孩子的安全孕育，避免引起再次的流产、早产或使妻子的原有疾病加重，整个孕期均应该避免性生活。

分娩后至子宫复原以前（6~7周）要禁止性交，否则会引起生殖器官炎症、子宫出血或妨碍会阴、阴道伤口的愈合。如果产后阴道血性分泌物（恶露）持续时间较长，则节欲时间也要相应延长。

性生活的前提原则是双方自愿，而对于怀孕期的性生活，主要取决于女方的意愿。如果在孕妇不愿意，或者很勉强的情况下，最好不要勉强为之。在怀孕期间的夫妇双方，更应该强调相互体贴、相互关怀和相互扶持，共同度过人生中的这一"非常"时期。毕竟，来日方长，也不急于一时，况且性生活也不仅仅局限于性交，夫妻间仍然可以通过多种形式来表达彼此最深厚的爱意。

第五章
安全性生活的保障：避孕

1. 女性绝育好 VS 男性绝育好

男女任何一方绝育均可达到永久避孕的目的。但是男女生殖器官构造不一样，输卵管和输精管所在部位不同，因此手术的难易也不同。

女性生殖器官深藏在腹腔下面，绝育时无论是手术结扎，还是在腹腔镜下安放夹子，都要经由腹壁切口才能进行。寻找输卵管的技术也不容易掌握，如果受术者较胖更会增加操作难度。手术中如果不仔细，还有可能损伤周围的组织器官。

男性生殖器官位于体外，输精管有一段就在阴囊的皮下，摸起来很像一根火柴棍。阴囊皮上脂肪薄，因此很容易找到。无论切断结扎，还是进行药物黏堵，操作起来阴囊皮下也没有损伤其他组织器官的顾虑。手术时间短，术后休息亦短，无须住院。所以男性绝育比女性绝育优越，应大力提倡。

当然，女性在进行其他手术时，如腹腔镜或开腹检查与治疗时，如有绝育要求，也可同时行输卵管绝育手术。

2. 采用体外射精法避孕有哪些危害

一些年轻夫妇在过性生活时，采用体外射精的避孕方法，这种方法看起来简单易行，但却有许多危害。

（1）容易导致避孕失败：体外射精是指在性交达到高潮，即将射精的瞬间，立即中断性交，使精液排在外面。这种避孕方法虽自然却常达不到避孕目的。因为男女双方性交时，由于性兴奋处于高潮时，会有一小部分精液伴随输精管的收

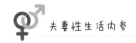

缩在感觉射精前已溢出流入阴道，这些活跃的精子可能会导致受孕。此外，不能及时或心甘情愿地将阴茎抽出，也常常会导致避孕失败。

（2）容易引起性神经衰弱：男子在性生活的整个过程中，其性反应是在人脑皮层的控制下完成的。性交中的心理和生理刺激，会引起一系列变化反应，高度的兴奋会使精神紧张、心跳加快、血压上升等。同时生殖器官表现为阴茎血管充血及肌肉收缩而勃起。如果在达到高潮时突然中断性交，势必对性心理产生不良影响，久而久之，容易发生性神经衰弱，引起早泄、阳痿等症。

（3）容易引起功能性不射精症：性交过程中因性兴奋处于高潮，在射精前阴茎勃起更坚硬。如这时强行中断性交，体外射精，会使中枢神经和腰骶部射精中枢的功能发生障碍。时间久了，就容易患功能性不射精症。

（4）容易使女性患性冷淡：在性交到达高潮时，女性此时并未完全获得性满足，男子强行中断性交，体外射精，使女方性兴奋一落千丈，心理上受到不良刺激。长此下去，会导致性冷淡。

（5）容易造成夫妻间不和睦：适度和谐的性生活可增进夫妻间的感情，而体外射精这种看似有用其实不科学的避孕方法，常造成夫妻间的隔阂。如女方怀孕了，男方不认为是事先有精液进入阴道造成的，反而误认为女方不贞，由此引起口角；而强行中断性生活，女方得不到性满足，性心理受压抑，会对性交产生反感，给夫妻之间感情蒙上一层阴影。由此可以看出，体外射精实不足取，夫妻之间还是采取其他避孕方法为好。

3. 激情过后的麻烦事该如何应对

对于还没有准备接受新生命的女人来说，"事"前的准备工作还是要仔细考虑的。许多女人希望充分享受性爱的同时，又不希望留下"麻烦"（让自己怀孕），因此而使用了许多种类的避孕措施，并且可以不断地变换，但是到头来会发现，无论哪一种避孕措施都有不尽如人意之处，并可能为了选择避孕措施的烦恼而败了"性"。实际上，每一种避孕措施尽管有不利的地方，但是也都有可取之处，不妨扬长避短，可保"性"致昂然。

（1）安全期避孕法：从上个月的月经开始，到下月的月经开始，之间的天数叫作月经周期。女性月经周期一般正常范围是 25～30 天。妇女排卵一般在下次月经来潮前 14 天。这时成熟的卵子从卵巢排出后，就被吸入输卵管，卵子在输卵管只能存活一天。精子排出后，也只能存活 2～3 天。因此，排卵前后 4～5天，发生性行为才有可能怀孕；而在月经行经期前后的 1 周内的性生活是不容易让妻子怀孕的，医学上叫作"安全期"。很多女人都想借计算安全期的方式，来达到安全的避孕措施，并且也为绝大多数的男人们所乐于采用。在侥幸心态下，有些男人为了"省麻烦"而不愿意同时借助其他的物理避孕方法。但实际上，依赖这种"天然的"安全期避孕并非是 100% 的"安全"保障；且这种计算方式通常只适用于月经周期相当规则、排卵日子固定的女性。由于女性的月经要在初潮（第一次来月经）后经过几年才会平稳，因此，未婚少女的排卵情况很不稳定，无论何时发生性生活，都可能怀孕；对于已婚的妇女，也容易发生"安全期"怀孕的尴尬情况，因此有人形象地说"安全期，不安全"。

（2）避孕套法：避孕套也是非常高频度的避孕选择措施，具有简单、方便、安全、效率高等优点，安全套避孕的失败率 4% 左右。但是，使用不当也可以带来麻烦，例如选择的避孕套治疗问题、避孕套是否大小合适、是否对避孕套内的杀精子药物过敏、性生活中是否避孕套脱落等，均可以造成避孕失败或对身体的伤害。

（3）体外排精法：也有的夫妻不习惯戴避孕套，而选择了体外排精避孕。这种避孕办法的基础在于男人对自己控制射精能力的充分肯定，偶尔为之也不妨，但是经常采用者则可以带来害处。性生活时由于害怕将精液射入到妻子的体内而致精神负担过重，久而久之可造成精神高度紧张，影响到性爱活动的充分发挥，还容易诱发各种性功能障碍。至于压迫尿道的办法来阻止射精，以达到避孕的目的是绝对不可取的，这可以造成逆行射精，容易诱发泌尿生殖道的炎症，也容易

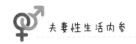

因避孕失败而让妻子怀孕。况且，在全面射精前的小量排泌的液体内可能含有一定数量的精子，可足以让妻子怀孕，是失败率最高的避孕方法。

（4）"事"后的紧急避孕措施：万一在无避孕的情况下发生性行为，或者其他的避孕方法失败等情况下，应采取"事"后的紧急避孕措施补救，如立即口服毓婷等口服避孕药。

此外，也可以采用其他的避孕措施，如口服避孕药片、戴宫颈帽、避孕膜等。

4. 丈夫结扎后妻子却再度怀孕了

丈夫结扎后妻子再度怀孕，抛开社会性因素不谈，专就学术上的因素也是完全有可能的。输精管结扎后的再生育可能发生在手术后的几个月内（近期再生育），也可以发生在手术后的几年甚至十几年以上的时间（远期再生育）。输精管结扎后再生育的原因主要包括：

（1）手术失败：由于手术中对输精管的结扎不紧，未能关闭管腔；或结扎过紧等情况，造成结扎两侧的输精管管壁破裂，使得两个断端仍然开放而容易自行吻合而再通；手术失误也在所难免，这种情况尽管少见，但也可偶尔发生，主要是医生的经验技术不足所造成，患者的局部解剖结构变异也可能是部分原因。

（2）残余精子：手术结扎后的男性，在精液内可以有残存的精子，一般人经过许多次的排精，或手术后2～3个月后，精液内可以不再有精子了；但是在个别的情况下，精液内的精子可以存在半年以上。尽管手术过程中非常认真地采取残余精子处理技术（精囊灌注杀精子药物等），但不能完全避免残余精子的发生。所以，结扎后的男性仍然不可以掉以轻心，还应该采取一段时间的其他避孕措施，直到精液反复检查确实没有精子后，才可以放弃其他避孕方法。

（3）结扎处复通：结扎后的男性输精管，在经过一段时间后，可能在极其罕见的情况下，可以有手术吻合口再通的机会，乃至手术失败。结扎后的输精管的两断端可以通过上皮细胞的增生，重新沟通；也可以在血肿逐渐机化或发生炎症而得以再通。非常微小的精子可以通过再通后的微小腔隙通畅无阻地穿行。

所以，一旦出现这种情况，也不要过于埋怨和纠缠不休，也未必就是妻子有"外遇"造成的，还是应该面对现实，尽早采取措施，同时检查自己的精液是否出现了精子。当然，这种检查绝对不是从道德上来评判妻子怀孕的来源，而是为了从医学上寻找输精管结扎后再孕的原因，这样做的目的一方面是为重新选择避孕措施做基础，另外一方面也可以间接验证了妻子的"清白"，从而消除可能出现的误会和摩擦。

5. "安全套"不一定绝对安全

男人在性生活时选择带避孕套，当然是出于安全的考虑，这种安全的含义包括不让女人在性交后怀孕，还包括不将彼此的疾病通过性交而传染给对方。如避孕套在防止艾滋病的传播中是立下了汗马功劳的。但是，无论做任何事情，都要讲求实效，千万不要走形式主义，甚至仅仅是草率应付，这样你将难以得到你所希望的安全保障。所以，选择和佩戴避孕套看似事小，影响却很大，千万不可大意。

在选择和佩戴避孕套过程中应该注意以下事项：

（1）避孕套的大小是否合适：过小的避孕套会让男人在性生活中很不舒服，并且极其容易弄破；避孕套如果过大，难以安分地与阴茎密切接触，特别容易在性交过程中脱落，因而难以达到避孕和防止性传播疾病的作用。

（2）避孕套的质量是否过关：在使用避孕套之前，务必要进行仔细的检查，看一下避孕套的质量是否过关，是否过期或保存不当，检查是否有破口或其他漏洞，使你的精虫可以"钻空子"溜出去，让你的避孕措施功亏一篑。一旦房事中发生避孕套破裂或脱落的情况，应该先让妻子蹲下，可以让精液流出来，如果有避孕药膜等外用的避孕药具，应该马上使用，但最好是服用"事后"的紧急避孕药物。

（3）正确使用避孕套：使用前要挤出前端的气体，在勃起时戴好避孕套，射精后要尽快将避孕套抽出阴道以防止滑落或精液溢出。长期使用避孕套者也应该准备一些避孕药膏之类的外用药具，也可将其与避孕套一并使用，可以同时增加避孕的可靠性和增强性感受。

（4）是否对避孕套内的杀精子药物"过敏"：有的避孕套是含有杀精子药物的，个别人可能有过敏反应。这种情况处理起来比较简单，只要局部保持清洁干燥，适当应用抗过敏的药膏，经过一段时间后就可以恢复，但是一定要记得不要再选择这种避孕套就可以了。

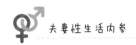

6. 避孕套会影响性生活的感受吗

河北的林女士来信问："我结婚已有半年，因为有过一次口服避孕药失败的经历，而且近期还没有要孩子的计划，因此，医生推荐我们采用避孕套进行避孕。但我先生很担心戴避孕套会影响性生活的感受和质量。请问会这样吗？"

在同房过程中，不少夫妻都很担心戴避孕套犹如隔靴搔痒，会大大降低性快感。实际上，任何性器具和性用品在使用不当或对其性能不完全了解的时候，都可能给夫妻带来不良反应。

在性生活过程中，一些男士由于过度担心避孕套会破裂而让妻子怀孕，这种紧张焦虑的心情必然要影响到性感受和性能力的正常发挥。实际情况也确实如此，避孕套在使用不当或由于本身的质量出现问题时，确实可以造成避孕失败。因此，在使用前应该彻底检查避孕套是否漏气，并将小囊内的空气排空，这样可使避孕套破裂的危险性减少到最小的程度。同时，在同房前，也应该多备一份

"保险"：准备好"事后"紧急避孕药物（这也是唯一快捷有效的办法）。一旦避孕套破裂时可以及时扭转难堪的局面，此外也可以让夫妻安心地享受性爱。

其实，任何事物都有其利与弊两个方面，避孕套也不例外。一方面从某种程度上来说，在性生活中戴避孕套可能会影响性快感。但是从另一方面来讲，使用避孕套后，由于阴茎头部的敏感性有所降低，可以因此而延长性交的时间，不仅使易早泄的男士性交时间明显延长，还可使夫妻双方共同进入高潮，增强了夫妻间的性和谐。在临床上，这种方法也经常被医生用来治疗早泄患者，而许多早泄的男士也乐于接受避孕套。

目前，我国生产的避孕套多采用优质乳胶制成，质地柔软，薄而透明，对性感的影响很小。其实，使用避孕套只不过是习惯问题，部分发达国家的男性多乐于使用避孕套，避孕套也是我国最受城乡育龄夫妇欢迎的性生活工具之一。所以，坚持使用避孕套，就会日渐习惯，且不会明显影响性快感。

7. 轻松避孕："事"后冲洗阴道可以吗

一些还没有计划生儿育女的育龄妇女，为了充分享受性爱带来的巨大身心愉悦而又不愿意采用任何现有的避孕措施，或者由于纵情声色而忘记了采取有效的避孕措施，往往希望能够有简单、方便的方法来解除男人的精子可能给自己带来的麻烦，并怀有明显的侥幸心理。例如，有的女性听说在做爱后跳一跳就可以使精子排出体外，避免怀孕；还有的女性希望在男人射精后马上冲洗外阴或阴道，或许会有一些作用。某些被强暴的女子，在遭遇身心巨大痛苦的"事"后，也希望通过彻底清洗来洗去身体上的耻辱，同时更希望洗去留下"孽种"的机会。

心情是可以理解的，但这种做法是不值得提倡的，女人选择避孕措施不可自欺欺人，有深入明确的必要。

成年男人1次射出的精液量为2~6毫升，每毫升精液内的精子密度平均在

6千万~1.5亿个，而最终受孕只需要1个精子。这样看来，成年男子1次射精所排出的精子基本上具备了足以让全球育龄女性受孕的巨大潜能。1次性交所射入到女性体内的无数精子，犹如成千上万的运动员一样，在阴道、子宫和输卵管内进行着激烈的漫无方向的长途竞跑，其中大约有数百个精子可以进入到子宫内，进入到输卵管内的精子也可以达到数十个。不仅如此，精子的"寿命"也很长，在女性阴道内能存活很久，并保存让卵子受孕的能力至少达到24小时以上。有人观察将精液放置在冰箱的保鲜层，发现精子可以存活1周以上。

在性交后立即进行冲洗外阴或阴道，或者进行剧烈的蹦跳，的确可以将绝大多数的精液清除出去，但这种行为往往难以满足人们的初衷，毕竟你不可能将所有的精液清除干净，也不能连同子宫和输卵管一同清洗，你的清洁效率不可能达到亿分之一的"高度洁净"水平。此外，大部分未生育女性的阴道相当窄，在做冲洗时能达到的效果相当有限，因此事后冲洗对避孕是完全无效的。事实上，不进行立即清洗及蹦跳的女子也注定要将精液几乎全部排除到体外的，但这并没有妨碍绝大多数女人的妊娠。

因此，还没有准备当妈妈的妇女，一旦出现避孕措施失败，或不愿意因为采取避孕措施而败"性"，或希望通过"事"后清洗来自欺欺人地阻止怀孕的妇女，最好选择"事"后的紧急避孕措施，它被当作无避孕或避孕失败的补救措施而使用，在国内外均有长期、广泛的研究，包括放置宫腔内节育器或服用药物，并证实了使用的安全性。服药是简单、方便的，在性交后120小时内服用1片米非司酮（息隐），也可以在性交后72小时内口服1片左炔诺孕酮（毓婷）（12小时后再服1片）均是可靠的避孕措施。

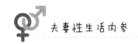

8. 第二次射精，精子缺乏活力

由于人类的性爱特点所决定，人们可以在一次性生活过程中选择连续多次排精，同时又担心让性伙伴怀孕，或者对于不育患者来说，希望通过排精次数的调整来达到增加受孕的目的。宁夏的赵先生就听说做爱3个小时内再次做爱，这时精子就缺乏活力了，女方受孕机会会变小，并向我们提出咨询。

看来咨询者所提出的问题还是具有一定道理的，即第二次射精的精液不易怀孕，但这只是相对于第一次排出的精液而言，而且将其解释为第二次射精的精子缺乏活力却缺乏充分的道理。

精子的数量和功能决定了男性的生育能力，要有足够数量和功能良好的精子是取得配偶受孕的基本前提。生育能力健康的成年男人，有规律地进行性生活，一般一次射出的精液量是2～6毫升，精液内的精子密度一般在每毫升0.6亿～1.5亿。精子是在睾丸内产生的，成年男子每天的精子生成是一个"流水样"的连续不断过程，并需要在生殖道内逐渐成熟（获能），此后才具有让女方受孕的能力。如果长时间不排精，生殖道内蓄积的精子数量和精液量均可能有一定程度的增加，但是精子老化问题不可避免，老化精子的比例增加，精子的活力会不同程度地降低；如果射精频度增加，新产生的精子比例增多，精子活力似乎会有所增强，但是生殖道内蓄积的精子就要减少，多数精子也还没有来得及完全成熟，因此每次性生活所排出的精子数量必然会减少，其功能状态也不佳，以这样的精液来获得怀孕当然不如首次排出的精液。有人观察在同一晚间连续多次做爱（排精），精液量和精子数量可以从正常范围逐渐减少到几乎消失（无精液排出）和偶见精子的程度，让女方受孕的机会当然就少了。咨询者提到的在做爱后3小时内再次做爱，必然要使第二次射出的精液量明显减少，精液内的精子数量也会减少，且功能不佳，是同样的道理。实际上，受孕过程与战争一样激烈，甚至显得更加残酷，数以亿计的精子为了成功地使一个卵子受孕进行着不懈的努力，但是如果精子数量太少且功能不佳，赢得这场战争的胜利机会就会大打折扣。

从咨询者的疑问中可能感觉到隐含着的问题，咨询者可能是希望通过多次排精来达到避孕的目的。既然"做爱后3小时内再次做爱女方受孕机会会变小"，那么是否可以在同一晚间内的第二次、第三次、甚至第n次做爱过程中不需要采取避孕措施而安享"性"呢？

如果你曾经渴望通过婚姻来获得合法的性生活权利，期望可以扔掉避孕套而放心地进行性交，但性生活可能会因为让女方怀孕而让许多激情男女"败性"，望"性"胆怯，甚至可能成为某种严重的精神负担，因此渴望采用多种办法来回避激情过后的尴尬是可以理解的，一些人也考虑到了采用多次排精办法来降低生育能力。将首次的精液排掉后，再进行第二次性交射精也是人们为了避免性交后的怀孕而进行的探索。但是这种做法不值得提倡，生育能力正常的男子在第二次射精时仍然可以有相当数量的有功能精子排出，况且残余在生殖道内的精子数量也不菲，而受孕只需要 1 个功能良好的精子足以。所以，指望依靠第二次射精来阻止怀孕的夫妇很可能会大失所望。

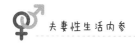 9. 乙肝病毒携带者服避孕药是否有禁忌

当身体健康状况不佳的时候，尤其是肝脏功能有问题的时候，如肝脏功能异常、乙型肝炎病毒携带等，一些女性可能会担心此时使用避孕药物是否会对健康构成威胁。一些避孕药的说明书上可能已经明确标示乙肝患者不能服用，那乙肝病毒携带者可以服用吗，像类似这种情况还有什么更好的避孕方法可以选择吗？

乙型病毒性肝炎（简称：乙肝）是一种常见病，是由乙肝病毒感染肝脏并引起明显的炎症性反应，严重地影响了肝脏的正常代谢功能，具有一定的传染性，并可能给人体带来严重后果。但是感染乙肝病毒的人绝大多数并不会出现肝脏的炎症，也不会引起肝脏功能的异常，称之为乙肝病毒携带者。因此，乙肝和乙肝病毒携带者并不是一回事。

肝脏肩负着人体的"清道夫"重任，体内的代谢废物和毒害物质，尤其是使用的药物，都需要在肝脏内进行清除，因此要求肝脏功能保持良好的状态，而肝脏功能异常的肝炎患者将遭遇巨大的冲击，服用过多的药物将进一步增加肝脏的负担，甚至可以造成肝功能衰竭，给人体的健康带来巨大的隐患。对于肝炎患者

来说，许多药物都不能使用或应该严格限制药物剂量；但对于乙肝病毒携带者来说情况则不一样，由于"携带者"的肝功能多数是良好的，对药物的种类和剂量限制并不十分严格。

乙肝病毒携带者出于肝脏健康的考虑，尽量避免给肝脏增加负担，希望选择对身体影响小或无影响的避孕药物或其他避孕方法是可以理解的，实际上健康人在选择避孕措施时也应该尽量避免药物给身体（尤其是肝脏）带来额外的负担。可以选择的替代避孕措施很多，如皮下埋植避孕药物可以维持有效避孕5~7年且对健康影响不大，而工具避孕则可以完全避免避孕方法对肝脏的影响，更加适用于携带者（尤其是肝炎患者），如避孕膜、避孕环（宫内节育器）。已经完成生育"任务"而不再计划要孩子的女性，还可以选择一劳永逸的节育措施：输卵管结扎。

附录　考考你对性了解多少

SQ（Sex Quotient），即性商。高性商的人，更容易获得性快感。无论你如何自以为性经验有多丰富，不断地学习再学习依然会不断带给你惊喜，这就是性为什么永远具有吸引力的真正原因！现在就来测试一下你对性究竟了解多少，跟着我们的问题做个小测试，通过回答 SQ 晋级的 10 个问题，你将会发现，拥有快感不是什么难题，性商升级更不需等待！同时一定别忘记将学到的东西不妨回家去试试。

1. 我们经常享受性生活对身体有好处，下列哪些选项能够为这一论断提供科学依据？

　　A. 它能够使眼睛更加明亮

　　B. 它能够使伤口加快愈合

　　C. 不易感冒

聪明的回答是 B 和 C。

在做爱或者拥抱的时候，你的身体会分泌出催产素等多种荷尔蒙，能够加快伤口的愈合。你体内免疫球蛋白 A 的水平也会得到提升，它是我们抵御细菌感染的第一道屏障。最棒的是，这剂爱的妙药每个人都可以拥有，而且免费。有什么理由拒绝呢——你的健康有赖于它！

2. 在哪些年龄段，女人们会对做爱感到紧张，或者在性爱的过程中感到疼痛？

　　A. 18～29

　　B. 30～39

　　C. 40～49

正确的答案是 A。

年轻女性的脂肪团较少，而她们对疼痛和精神焦虑的忍耐度却较差，这大约是因为她们和配偶的关系还不太稳定，而此前单身时期（没有或很少有性经历）的生活习惯对她们的影响还比较大。这些都有可能降低女性的自信和自我调节情绪的能力。通常情况下，性承受能力都会和你的实际年龄相符。没有什么比年龄和经验更能从骨子里使一个女人提高自信。

3. 对于会阴，下列哪项解释更为准确？

A．女性生殖系统

B．指女性生殖系统的外露部分

C．指阴道外露部分的表皮

正确的答案是 B。

会阴包括你的爱人用眼睛或你用镜子所能看到的那部分：阴阜，即耻骨联合前面隆起的脂肪垫，呈三角形；大阴唇，是靠近大腿内侧的一对隆起的皮肤皱襞，也叫外阴唇；小阴唇，也叫内阴唇，受刺激的时候会充血和膨胀；阴蒂，位于两侧小阴唇之间的顶端，极为敏感，能够勃起；阴道前庭，兴奋的时候，你就是靠它来分泌黏液，起到滑润作用；阴道口，阴道的外露部分。对自己有了清楚的了解，做爱的时候也就能够从容应对，不必惊慌失措了。

4. 对女人们来说，做爱时最常用的姿势是什么？

A．在上面

B．传教士体位

C．从后面

答案是 B。

最近的一次网上调查表明，选 B 的人最多，32% 的女性更喜欢在下面。虽然这样需要承受丈夫的重量，但是她们却觉得这样很放松，而不会感到压力。

5. 如何让性高潮更高？

A．手淫

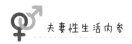

B．进行阴道括约肌的伸缩训练

C．增加性生活频率

比较聪明的回答是 A、B 和 C。

随着年龄的增长和活动量的减少，阴道会变得薄而且松弛，使你难以产生快感。进行阴道括约肌的伸缩训练（每次 10 下，每天 3 次），每周达到一次高潮（自慰或者借配偶的帮助），这样可以增强位于生殖器官底部的肌肉群，使之紧实有力。当你能够自如地控制它们时，就会发现，把阴道收得越紧，高潮时得到的快感就越多。

6．判断正误：欲望很强烈的时候再去做爱，才会感觉比较好。

答案是错误的。

最近的一项调查表明，即使事前并没有感觉到身体有强烈的需求，在受到性刺激以后，还是会表现出旺盛的性欲。所以，当你还没有进入状态的时候，不如让配偶用恰到好处的爱抚来点燃你的欲火。很快，你就会发现，你的身体有多奇妙。

7．为享受一次绝妙的性爱，应该首先做好身体上的准备，下列哪项最适用？

A．做 20 分钟有氧操

B．喝点酒

C．享受 10 分钟日光浴

比较聪明的回答是 A。

心脏在怦怦地跳，呼吸有点急促，体内能让你感到极端愉悦的内啡呔的水平在上升。毫无疑问，适量的有氧运动能够激发你的性欲，这也是一个很好的到体育馆健身的理由。顺便说一句，酒能让你的身体感到温暖和刺激，但过多的酒精会严重破坏你的性欲。

8．你的 G 点在哪里？

A．在阴蒂和阴道之间

B. 在阴道入口的前壁

C. 在子宫的外壁

比较准确的回答是 B。

在阴道的内壁上，好像有一个点，它对刺激的敏感程度明显比其他的神经末梢高出许多。但是你能利用解剖学的原理，把它清楚地分辨出来吗？不能。所以，一些人认为 G 点是像精神一样，看不见也摸不着的东西。你不能证明它的存在。但是，它却的的确确带给你难以言喻的美妙享受。

9. 女人会"射精"：真的还是假的？

答案是真的。

但只是一部分女人会。在一项对 1000 名女性的性行为调查中，有 40% 的女性表示，在高潮时或达到高潮的前后，她们的下体会像"射精"一样涌出某种液体。专家们并不确定女性为什么会射精，但他们大多认为，当女性的 G 点受到刺激的时候，尿道腺会分泌出一种黏液，并从尿道中涌出。这极为普通，但绝不是尿。

10. 人们在用避孕套的时候，最容易犯下列哪种错误？

A. 做爱开始以后才戴上

B. 做爱结束之前取下

C. 不检查保质期

正确答案是 C。

不幸的是，有大约 61% 的避孕套使用者，几乎从来不检查保质期，这大大增加了性生活中避孕套意外破损的概率。如果你的伴侣在使用时，没有在避孕套的前端留出适当的空隙，也会发生同样的事情。如果避孕套破损或者滑落，务必在同房后 72 小时之内服用紧急避孕药，以阻止意外妊娠的发生。